解决
小病痛
不用看医生

张霆 编著

U0312641

天津出版传媒集团

天津科学技术出版社

图书在版编目（CIP）数据

解决小病痛不用看医生 / 张霆编著 . —天津：天津
科学技术出版社，2015.8（2024.1 重印）

ISBN 978-7-5576-0253-6

Ⅰ . ①解… Ⅱ . ①张… Ⅲ . ①常见病—土方—汇编
Ⅳ . ① R289.2

中国版本图书馆 CIP 数据核字（2015）第 218817 号

解决小病痛不用看医生

JIEJUE XIAOBINGTONG BUYONG KANYISHENG

责任编辑：梁　旭
责任印制：王品乾

出　　版：天津出版传媒集团
　　　　　天津科学技术出版社

地　　址：天津市和平区西康路35号
邮　　编：300051
电　　话：（022）23332369（编辑室）
网　　址：www.tjkjcbs.com.cn
发　　行：新华书店经销
印　　刷：三河市天润建兴印务有限公司

开本 710×1000　1/16　印张 13　字数 160 000
2024 年 1 月第 1 版第 2 次印刷
定价：49.80 元

　　不生病是每个人的最大心愿，可是要想在一生中做到不生病或少生病，长寿过一生，真的是一件很难的事。

　　常言道："养生无大道，小道亦奏效。"我国古代医家、道家、儒家和杂家都不乏小道养生的论述，今天读来仍有一定的裨益。从中可以看出，平日里我们苦苦寻找的养生之道，其实就是身边的"小道"，即身边的小细节。只要注意这些小细节，把握好这些小细节，那么就等于发现了不生病或少生病的秘密。

　　在所有病痛中，有的是危害生命的大病，这些病症是需要通过医院来治疗的，但是有些病痛是因季节变化，或者是不小心导致的，那么当这些小病痛频繁出现的时候，总是跑医院也就变成了费时、费力、费财的事情。

　　但是小病痛来的时候我们也不能袖手旁观，那应该怎么办呢？这时候本书就可以帮助广大的读者来解决这个问题。

　　书中的很多方法均来自古代的中医典籍和各种老偏方。这些都是古代劳动人民生活智慧的体现，可以解除人们身体的不适，让人们摆脱日常小病的困扰。

自古以来，偏方疗效显著，取材却并不是很难，甚至在厨房中就能看到多种偏方的身影。可以说既经济实用，又操作简便，安全性还高。

西药的疗效固然迅速，但是很多时候西药并不能尽如人意，比如长期服用某种西药后所导致的成瘾性、依赖性，以及西药对于人体脏腑组织所产生的副作用，让很多人都感到了服药的压力。

和西药不同，很多中药方剂都非常贴近人们的生活，甚至是生活中的某种食材，对人体的副作用很小，甚至没有副作用。在国外的很多地方，人们都开始向中药投来热切的目光，想要通过中药根治某种西药解决起来比较困难的疾病。

本书分为十章节，从不同季节、身体不同部位和不同人群等方面介绍了多种突发的或者困扰人们一生的小病症的解决办法，详细地描述了病发原因和各种解决病症的科学原理。总之，当我们出现了小病小痛，去医院又费时费钱的时候，本书就可以作为一本优秀的家庭医生指导用书，帮助患者们解决各种各样的小病症。

目录 CONTENT

第一章

四肢有问题，教你小妙招

第二章

肠胃小疾病，快速治疗

第三章

五官生病，用家庭疗法

第四章

皮肤出现小病痛，也能轻松治疗

第五章

小儿小病痛，要特殊对待

第六章

女人的身体，要自己照顾

第七章

男人的身体，要时常爱护

第八章

老年人的身体，要展现夕阳的魅力

第九章

压力大引发的病症，也可以自己治疗

第十章

生活疾病小妙招，你学会了吗

第一章

四肢有问题，
教你小妙招

脚部扭伤，擦擦仙人掌

记得有一年暑假，我和外公一起去亲戚家做客。等到了亲戚家的时候已经是上午十点多了。我的亲戚是一个非常热情好客的人，一看到了中午吃饭的时间，就开始里里外外地忙碌着，而外公和我则坐在客厅里面与家人聊天。

突然，厨房里面传来"啊"的一声，紧接着就是摔碎盘子的声音。于是我和外公赶紧跑向厨房，只见亲戚家的儿媳摔倒在地上，旁边是摔碎的盘子和一地的菜肴。大家赶紧将她扶进卧室，我仔细询问了原因才知道，原来这位阿姨一直都习惯穿拖鞋。我们都知道，拖鞋有时候是非常不跟脚的，再加上她里里外外忙碌着，根本就没顾得上看脚下，恰巧地上不知道是谁不小心洒了一些油，结果她脚底下一滑，整个身体失去了重心，摔在了地上，脚踝就被扭伤了。

当时外公看见她那肿得像包子一样的脚说道："还好没有伤及骨头，这只是急性踝关节扭伤。"旁边的一位阿姨赶紧提建议说："那还是赶紧拿一条热毛巾敷敷吧。"只见外公摆了摆手，让我从冰箱里面拿出冰水倒在盆子中，之后就让那位阿姨将脚泡在里面，紧接着又让我找来几块新鲜的仙人掌。只见外公用小刀刮去仙人掌的皮和刺，并且放到一个干净的碗中捣成泥状，之后取出几块干净的白布，把捣好的仙人掌泥均匀地铺在白布上面，仔细地包扎在亲戚的脚踝处，还叮嘱她说，在晚上临睡觉之前一定要记得换一次药，每天换两次即可。

当天下午，我就和外公一起回家了，第二天外公打电话给亲戚，亲戚说那位阿姨的脚踝已经消肿，也不再那么疼了。外公嘱咐那位阿姨每天一定要用热水泡脚，这样就可以增强局部血液循环，迅速修复组织。一个星期之后，亲戚打来电话告诉外公，那位阿姨已经康复得差不多了，现在都可以慢慢活动了。

外公之所以让阿姨用冰水泡脚主要是对她进行局部冷疗，消除局部炎症，这样就可以有效控制肿胀扩大，从而降低内部血肿的形成。

仙人掌是我们大家非常熟悉的植物，外公说，在《本草纲目拾遗》中就有关于仙人掌的记载："味淡性寒，功能行气活血，清热解毒，消肿止痛。"

仙人掌的茎、果实当中都含有镇痛、抗炎成分，其中，谷固醇就是抗炎活性成分，而三萜皂苷为镇痛活性成分。而且，有研究表明，三萜皂苷的镇痛效果能够同西药罗通定相比。

从现代医学的角度而言，踝扭伤类急性软组织损伤会导致毛细血管破裂出血，增加毛细血管的通透性，是非常容易引发肿胀的；而疼痛主要是因为创伤性血肿或者是炎性反应物刺激局部神经造成的。仙人掌具有非常好的消炎、止痛的功效，刚好与急性软组织损伤对症。

外公告诉我说，很多人在急性软组织损伤的时候首先想到的就是用热毛巾敷，实际上这个方法绝对是错误的。因为热疗只会让肿胀更严重，同时还会增加炎症，所以一定要采取冷疗法。通常在受伤 24 小时之后，局部肿胀和炎症得到控制之后才能够进行局部热敷。而这就是为什么外公要等到第二天阿姨的扭伤症状得到缓解之后，才嘱咐她热敷的原因。

脚后跟疼痛，陈醋泡泡脚

生活中，很多人都会觉得莫名其妙地脚后跟疼，尤其是老年人，一天下来，脚后跟就会莫名地疼很多次，这样的小病症，去了大医院做检查，也往往会告知需要做手术。

不得不说，西方的手术有时候见效是非常快，但是很多人都害怕开刀打针，心里不免有些恐惧，其实这样的病症无须去医院，在家里也有好的方法可以治疗，不用打针也不用吃药，何乐而不为呢？

下面就推荐两种方法用于治疗脚后跟疼痛的病症。

一、跺脚法

找一把椅子，然后坐到椅子上面，向上翘起自己的脚，让自己的脚背朝上，脚跟轻轻地点地，然后反复地用脚跟狠狠地跺地板，力度由轻到重，速度也慢慢地加快，跺脚跟的时候，一定要将脚一圈一圈地绕，这样可以收缩自己的小腿肌肉，同时抬起脚背。跺脚的力量根据自己能够忍受的疼痛来衡量，每天进行多次，连续进行一个月。

二、陈醋泡脚法

将陈醋倒入锅中，加热，之后再放进洗脚盆中，慢慢地将双脚放进去，浸泡一个小时左右，每天泡两次，这样连续坚持一个月即可。

并且在治疗的过程中，要尽量少走路，避免长时间站立，同时还可以穿上一些质地比较软比较厚的鞋子，或者在足跟的地方垫上一块柔软的垫子，尽可能让足跟充分休息，受到保护。这样长期坚持下去，还可以治疗脚气。

其实，还有一个治疗足跟痛的民间方法，那就是青砖疗法：即在青砖上敲一个洞出来，尺寸与足跟相同，然后将陈醋倒进去，之后连同青砖一起放在炉子上烧，之后取下青砖，等醋稍微凉了一点儿，将足跟放进去浸泡，坚持一个月即可。

足跟痛主要是跟骨和周围的软骨组织已经慢慢出现裂缝引起的，长期这样，就会导致软骨组织损伤，因此就会出现足跟疼痛。临床上多采用局部注射激素治疗法，见效迅速，因为激素可以直接作用在炎症部位上，进而抑制炎症反应。但是在神经分布比较密集的地方打针，会产生剧痛，所以很少有人能够适应这样的治疗方法。

踩足跟的过程，实际上就是变相的足跟按摩，这样就可以改善足跟的血液循环，将炎性物质带走。此外，在足跟和地面撞击的同时，足跟深处的软组织结构也会跟着有所变化，慢慢地变松懈。

其实热醋泡脚的原理，也是通过热刺激改善足跟处的血液循环，这样就可以达到止痛消炎的效果；醋的主要成分为醋酸，所以能够消除足跟深处的炎症。

青砖疗法和热醋泡脚大同小异，只不过将泡脚的容器变成了青砖，更加省陈醋，而青砖根本没有治疗作用。很明显，这样的方法在过程上比直接用陈醋麻烦得多。

所以，无论采用哪一种方法都要坚持一个月才可以，不要小看足跟痛，虽然只是足跟的小小的炎症，但病灶位于足跟深处，而并非表皮下面，并且隔着那么多的肉，肯定要花上一定的功夫治疗。

治疗足跟痛的偏方还有很多，比如用手按摩足跟，用拳头捶打足跟，这些都与踩脚法的原理相似，但操作起来明显要麻烦一些。

关节炎，多揉足背部

《黄帝内经·灵枢经》中说："肠胃受谷，上焦出气，以温分肉，而养骨节。"由此可见，我们的骨节健康取决于肠胃、气血和肌肉。当肠胃机能失调、气血运行不顺畅、肌肉中精气不足的时候，骨节自然就无法得到充足的养分，自然就会出现酸、痛、麻木、活动受限等症状，这也就是我们所说的关节炎。

特别是膝关节，承受着我们人体的重量，需要更多的养料，因此关节炎中又以膝关节炎最为常见、最为痛苦。膝关节炎不仅表现为膝部酸痛，行动费力，甚至在严重的时候还会出现膝部骨质增生，膝关节屈伸的时候还会听到"咔嚓咔嚓"的摩擦声。

如果我们想要自己治疗膝关节炎，那么第一步是要取对应点，也就是膝关节在肘部、手部、脚部的对应点，而对于一般的关节疼痛，我们只需要选取几个点按压就可以了。

曾经有一个女孩儿得了非常严重的膝关节炎，两条腿几乎无法动弹，我开始慢慢地为她治疗，仅仅就是取其双臂臂弯前侧的高升点，压左臂治右膝，压右臂治左膝，每穴每天按压 8 分钟，结果没过多长时间，就收到了非常明显的效果。

我刚给她进行治疗的时候效果并不是非常明显，虽然高升点按压上去是有感觉的，但是她的关节炎还是和以前一样。

其实，在很多时候，治病是考验医生的自信和病人耐心的一场持久战，古人经常说"用方难，守方更难"，讲得就是这个道理。我们对病人进行诊断，确定一种正确的疗法，本来就已经非常不容易，而当病人接受这个疗法在一段时间之后没有收到很好的效果，医生如果还再坚持原来的疗法就比较困难了，因为到了这个时候，病人往往已经失去了信心，而为其治疗的医生也会信心递减。这种情况只有当医生的医术非常高明，并且对治病胸有成竹，才敢继续坚持原来的疗法。

我就是这样一直坚持下来的，一连20多天，奇迹终于出现了，这个女孩子的膝关节开始变得灵活，疼痛也明显减轻了，再坚持按压不久之后，她的膝关节炎痊愈了。

如果患者是比较复杂的关节炎，特别是风湿性关节炎，那么就不是单纯的关节问题了，这就与我们全身的协调、内脏的机能有密切关系。这个时候，你可以在肘部照常取高升点，之后再取手上的脾点、肝点、肾点、偏头点、后头点，以及在脚上的对应点进行按压。

治疗膝关节炎还有一个非常有效的高升点，就是大杼穴，这个穴位位于我们人体的背部。

大杼穴也是一个"会穴"，为"骨会"，这是骨骼精气汇集的地方，可以治疗一切骨病。《难经》中说："骨会大杼。"疏曰："骨病治此。"这就是说它可以用来治疗骨病，而关节炎就属于骨病。

想一想，在我治愈的关节炎的患者当中，很多人的大杼穴处都可以摸到一个条索状物，而且有明显的压痛感。每当这个时候，我会征求患者本人的意见，说："这个点就是治疗膝关节炎的灵丹妙药，你可以选择在我这里扎针，如果觉得不方便的话，也可以自己以指代针，只要坚持按压就可以。"

通常大多数患者都是选择自己回家按压，按照我教给他们的方法按揉大杼穴。其实，有很多患者在我给他们做示范按压的时候就明显感觉到膝关节变得轻松多了。因此，取对了一个疾病的高升点，我们每一个人都可以体会到"手到病除"的莫大欣喜。

老寒腿，用粗盐包、花椒水

"老寒腿"是大家对膝关节炎的俗称，属于中医痹症范畴。膝关节炎大多数是因为生理性老化所致，最为主要的表现是关节软骨营养不良，代谢异常，甚至出现骨刺。特别是一到冬天，老寒腿患者是非常难受的。冬天难受，夏天也不好过，一旦不开空调就会浑身流汗，心情烦躁，可是空调开的时间太长了，就会导致人体毛孔张开，如果不注意保暖，空调的冷气就会入侵，很容易让患有老寒腿的人出现关节僵硬、疼痛、畏寒等症状。

那么，我们应该如何治疗老寒腿呢？对于"老寒腿"患者而言，治疗还是应该以驱寒为主，目前认为比较科学的办法是泡脚。

中医早就有"百病从寒起，寒从脚下生"的说法。在我们的人体当中有 12 条经脉，其中有 6 条运行于脚部，经常泡脚可以起到刺激经脉运行的效果。只要我们身体气血充足、血流通畅，寒湿之邪自然就无处藏身。

除此之外，经常泡脚对于养生也是非常有好处的。俗话说："春天洗脚，升阳固托；夏天洗脚，暑湿可祛；秋天洗脚，肺润肠蠕；冬天洗脚，丹田温灼。"

今天我在这里给大家介绍两种效果非常好的老偏方。

偏方一：粗盐包

粗盐包需要的材料并不复杂，一条毛巾和两斤粗盐即可。首先，把毛巾进行对折，将三个边缝起来，留出一个洞口。最好缝得细密一些，这样粗盐颗粒才不容易漏出。其次，把买来的粗盐倒入锅中，炒热，一定要炒到烫手为止，之后将粗盐从预留的洞口倒入毛巾内，然后将洞口缝起来。这样，一个粗盐包就做成了。

接下来我们将做好的粗盐包放在疼痛、怕冷的关节部位。每一次热敷15～20分钟，直到粗盐逐渐冷却。如果热敷的时候感觉温度较高，我们可以在患处多衬垫一条毛巾，以免烫伤。另外，粗盐包是可以反复使用的，只需要用微波炉加热即可。这个方法可以迅速缓解关节疼痛，只要我们能坚持使用一段时间，就会发现症状明显好转。这里我要提醒大家的是，这种粗盐包不能用于肿胀、发炎的关节炎患者。

偏方二：花椒水

我们在泡脚的时候还可以在水中放入一些花椒。花椒性辛温，可以祛除五脏六腑的寒气，还能够通血脉、调关节。

具体方法是先抓一把花椒加入适量水煎，等到药物充分融入水中的时候再倒入盆中，先熏双脚，等到水温降到可以放入脚的时候再用来泡脚。需要特别注意的是，在整个过程中可以不断地加入热的花椒水，水量以盖过脚踝为好，建议泡上半小时，以全身微微冒汗为宜。另外，除了花椒之外，还可以在水中加入艾叶。热水加热性药物，都具有比较好的祛寒效果。

以上都是治疗老寒腿的偏方，那么我们应该如何预防老寒腿呢？在这里我给大家介绍一个防止老寒腿的小技巧，既简单又有效。

这个技巧就是干洗脚，也就是不用水洗脚，这对于老寒腿有非常好的预防效果，并且随时随地都可以进行。

具体方法是在洗的时候双手相合抱住大腿根，然后用力向下按压，一直到脚踝部，之后再从脚踝按压至大腿根部，反复20次，按摩的时候可以坐着，也可以站着。这个方法主要是通过刺激腿部经脉，从而达到促进腿部气血循环，达到祛寒的效果。

另外，老寒腿患者应该多吃胡萝卜、南瓜、红薯、杧果、奇异果、梨、橘子、柠檬、木瓜、杏、柿子、玉米、菠菜、苜蓿、甘蓝、水芹等颜色鲜艳的蔬果。根据希腊科学家的研究发现，绿色蔬菜吃得越多，患关节炎的可能性就越小，而且英国曼彻斯特大学的研究员也发现，多吃一些胡萝卜和其他一些颜色鲜艳的蔬菜和水果，能够有效降低患上关节炎的风险。

所以，为了我们健康的骨骼和关节，大家在日常生活中多吃一些这类蔬果吧。

"闪腰"别着急，蹬腿可解决

记得有一次，一个30多岁的女人来到我的诊所。只见她满头大汗，于是我让她先坐好，才询问她的病情。那位女士告诉我，她家是个养牛户，不小心牛跑了出来，她急忙追了过去，忽然，那头牛直奔她而来，她一躲，不小心就闪了腰。后来牛被同乡的人圈了起来，她却痛得直咬牙，躺在床上休息了很长时间，贴了块膏药也不管用，一起床，腰部就会酸痛得难受，她赶忙来到我的诊所，问我她是不是腰椎间盘突出，否则不可能这么痛。

我检查了一下她的伤势，发现她并非腰椎间盘突出，而是"闪腰"。于是，我开始为她做闪腰治疗。我让她趴在床上，在她的肚子下面垫上一个枕头，先在她患处的两侧肌肉按摩了几分钟，让肌肉充分放松下来，之后让她全身放松，双手握在她的脚踝处，把她的膝关节弯曲到120°以上，反复屈腿数次，之后突然爆发出力量，迅速向后拉伸，让她如同突然蹬腿那样蹬出去，同时腹部抬离床面，反复做 1 ~ 5 次，再在腰部按摩一会儿即可。按摩完后，她已经舒服多了，可以站起来走上几步。

在我们的腰椎上下关节突之间有很多小关节，关节周围是关节囊和小滑膜组织。等到腰椎向前屈或旋转运动的时候，小关节的间隙就会张开，滑膜很可能趁机进入关节间隙之中。等到我们将腰部伸直的时候，滑膜就会夹到关节之间，这就形成了"滑膜嵌顿"，也就是我们平时所说的"闪腰"。

通过蹬腿的方式将夹紧的腰关节迅速拉开，使得关节迅速扩大，此时，被嵌顿的滑膜就会自行弹性回缩，疼痛也会慢慢消失。

闪腰症状出现的时候，及早接受治疗，就能够迅速复原，如果耽搁几天，甚至十天半月，滑膜就有可能被挤压变形，甚至导致局部炎症、水肿等。这时候即使将滑膜拉出来，也已经无济于事，因为炎症和水肿已不可能迅速消除了，再要治疗，拖延的时间会更长。

因此，出现"闪腰"时，应当及时到医院就诊，看看是否为腰椎间盘突出，如果不是，就可以使用"蹬腿法"来解决，既操作简便，又见效快。

脚底发凉，推按踝关节能缓解

我有个朋友，是个典型的办公室白领，天天空调下待着，坐在电脑旁不动，很多人都羡慕她的工作，因为我的朋友看上去水嫩白皙。坐在办公室，冬天冻不到，夏天热不到。只有我知道，她并不喜欢这种表面"舒适""安逸"的生活。

我这个朋友工作很忙，很难抽出时间来我这里聊天，但是这段时间却三天两头地跑过来，因为问题已经越来越严重，究竟是怎么回事呢？

原来，从今年夏天开始，她经常觉得双足发冷，尤其是在办公室开空调的时候，双脚脚底的冷感让她坐立难安，严重的时候，吹吹风都会觉得冰冷彻骨。

我让她躺在床上，保持室内温度30℃左右，发现她的小腿和脚背皮肤的温度都正常，但是双脚脚底皮肤温度却明显较低。对于她所出现的脚底发凉症状，有一个简单的方法能够治疗。

具体做法：在双脚踝关节内踝尖和足跟腱间的区域，找一个明显压痛穴位，找到后，用大拇指按压此穴，用力前后揉搓，力度越大越好，时间长短没有关系，但力度一定要足够大。先用力按压5～6秒，之后揉搓3～5分钟。

朋友回到家后，按照我教给她的方法坚持按摩了两个星期之后，脚底发凉的症状就再也没有发生过。

脚底发凉通常发生在女性身上，其实，该症状和高跟鞋有着密切的关系。一方面，穿高跟鞋容易扭伤脚，容易导致踝关节软组织损伤；另一方面，即便不会扭伤脚，穿高跟鞋时踝关节周围软组织会处在一种过度拉伸状态，时间长了，就会导致慢性损伤。正是踝关节软组织损伤导致了慢性损伤，引发踝关节周围组织损伤，也就导致了脚底发凉。

在我们踝尖下有一条"胫神经"分支，通过踝关节后会一直通向脚底，支配脚底血管。踝关节软组织损伤之后，纤维组织就会增生，很可能会对这条胫神经产生压迫。这条分支刚好与脚底血管相连，神经受到刺激之后，脚底血管就会过度收缩，使得脚底血液供应量下降，患者就会脚底发冷，用手触摸也能感觉到皮肤表层冰冷。

内踝尖和足跟腱之间的压痛点即为软组织损伤、纤维增生处，通过强力揉搓按摩，局部紧张的组织就能够放松下来，胫神经压迫也会降低。神经承受不住了，脚底血管就会放松，再度扩张，迅速温暖脚底。

但是要注意一点，脚底发凉并非都是神经受压所致，还包括其他因素，如下肢动脉栓塞、狭窄导致的脚部血液供应不足等，因此治疗时应当做好检查，防止耽误病情。

足跟痛，老偏方可妙治

足跟一侧或双侧疼痛，既不红也不肿，但是会影响到正常的行走。中医认为，足跟痛多因肝肾阴虚、痰湿、血热等导致。肝主筋、肾主骨，肝肾亏虚、筋骨失养，复感风寒湿邪、慢性劳损使得经络瘀滞、气血运行受阻、筋骨肌肉失养导致。下面就来介绍一下治疗足跟痛的老偏方。

一、夏枯草熏治

具体做法：取夏枯草 50 克，醋 1000 毫升，浸泡 3 个小时左右，置于火上煮 15 分钟左右，先热熏，然后趁着温热擦洗患足半小时，每天擦 1～3 次，每剂药可以用两天。

夏枯草随处可见，分布在全国各地，夏枯草的叶片中含有金丝桃甙、芦丁，能够治疗挫伤、刀伤，只要将夏枯草放入口中嚼碎后涂在患处即可。

夏枯草具有清肝火、散郁结之功，能够治疗肝经病症，具有清肝明目，治头痛、头晕之功。

二、鲜苍耳外敷

具体做法：取适量鲜苍耳叶，捣烂之后敷在患处，然后用塑料薄膜将其固定住，晾干后及时换药，反复敷几次。

如果足跟起泡了，更要继续使用，坚持一个星期之后就能够见效，痊愈之后继续敷 2～3 天即可，能够巩固治疗。

苍耳为菊科植物，一年生草本植物，多生长在荒地、原野、乡间，全国各地都有。苍叶具有散风除湿、通窍止痛之功，能够治疗风湿痹症、四肢拘挛。

三、鲜川楝叶外敷

具体做法：取适量鲜川楝叶 50 克放入干净的容器中，加入适量红糖，捣成膏状，外敷在足跟，每天换一次药，连续敷一个星期就可痊愈。

通常情况下，轻微足跟痛患者敷此方 3 天左右疼痛就能够消失，继续敷 5 天即可痊愈。重症患者需要连续敷 10 天以上。

四、仙人掌外敷

具体做法：取适量仙人掌，刮掉上面的毛刺，剖成两片，然后将剖开的一面敷在患处，用胶布固定好，12 个小时以后，换成另外半片。冬季时可以剖开一面放在炉火上烤热，然后敷在患处，一个星期为一疗程，多做几个疗程效果更佳。治疗的过程中要穿布鞋，适当运动，以畅通血脉。仙人掌具有清热解毒、散瘀消肿之功，能够行气活血、祛湿退热生肌。

肩周炎，常做气功操"八段锦"

肩周炎作为慢性病变，长期以来影响患者的正常生活、工作，给患者带来很多麻烦，有些患者四处求医，反复发作，痛苦不堪，甚至心理蒙上一层阴影，认为肩周炎是不治之症，那么肩周炎能不能彻底治愈，需要注意三个环节：①及时明确诊断；②及时有效地综合治疗；③及时地功能锻炼，做好日常保健，此三个环节缺一不可。

据职业病相关数据发布，在办公室常见疾病之中，肩周炎可算得上前三甲。办公室一族长时间保持弓背、低头打字，并且目不转睛地盯着电脑的姿势，对身体的肩部、背部、颈部都造成了巨大压力，长此以往，就形成了常见的肩周炎。所以很多白领一族早早就贴上了风湿膏。

其实，肩周炎的形成与坐姿是分不开的。我们坐在电脑前操作的时候，经常会不自觉地凑近电脑，这个时候如果你跳出来回头看看自己，就会发现自己弓着背、耸着肩，伸长脖子，半张着嘴，目不转睛地盯着电脑。这样一个令人不舒服的紧张姿势，不久就会让你腰酸背痛。和手肘部位的不适相似的是，肩颈部的不适和病症同样也是久坐办公室、操作电脑的白领常见的"办公室综合征"之一。

要说肩周炎以前都是上了岁数的人才会得，因为人老了，身体也会跟着衰老下去，哪里出了问题也是很正常的，可为什么现在的年轻人一个个年纪轻轻却都患上了这样的毛病呢？其主要原因就在于他们不够善待自己的身体，不够善待身体也就是不够善待自己，而不够善待自己身体自然不会善待于你。其实，假如我们能够善待自己一点点，对身体稍微迁就一点点，身体自然会慢慢迁就于你。

曾经见过这样一位病人，她来的时候说自己的胳膊怎么也抬不起来，穿衣服都费劲，而且有时候睡觉翻身肩膀都会隐隐作痛，于是我为她实行了针灸治疗，没过一会儿她的胳膊就可以自由活动了，可是回去以后没过多久她就又回来了，说自己回去以后特别兴奋，但是没过多久，就又难受了。

本来我心里还纳闷，不是好了吗？怎么没多久就又来了呢？之后我从她穿的衣服看出了端倪，原来这位女士冬天为了爱美，脱下大衣里面就穿了一件毛衫。的确，贴身穿毛衫是很好看，而且身上的负重感也降低了。但随之而来的是邪风顺着毛衫的缝隙对自己的身体进行再一次侵袭。冬天外面穿棉衣，一进屋就把棉衣脱掉，时不时地从外面进来还要出一身汗。而随后便感到随着汗液蒸发的嗖嗖凉意，而随着嗖嗖的凉意之后，她那本来好转的脆弱肩膀又一次隐隐作痛，貌似比上一次还要强烈一般。

看到她这种情况，做医生的谁能不摇头呢？我能治好你身体的疾病，帮助你安抚病痛，可你为了自己爱美的需求，苦待自己的身体，又有谁能强迫你去关爱它呢？

要说人的疾病这件事情百分之百都是因为自己对自己身体的苦待，二十四条经络，每条经络都是一剂可以治愈自己身体的良药，但我们却从来没有很好地运用它，看顾自己的身体。知道这样做身体会难受，但还是忍不住要去做，做了出现问题，还不知道怎样弥补，于是继续做着违背身体健康的事情，这不是自残又是什么呢？

由此看来，身体健康的问题首先在于我们自己，自己不健康绝对不要归罪于任何人，因为追根溯源还是在于我们自己。当然，假如有一天非要劳累自己的身体，也真的没有办法，必定人在这个世界上活着，多多少少要付出一些身体的艰辛，但艰辛之后，我们千万不要对它置之不理。在整个过程中，我们必须做一件非常重要的事情，那就是寻求彼此的和解。这时候，经络就是一道沟通的桥梁，适时地运用它进行调理，取之于身体，用之于身体，岂不是一件化怒气为义气的好事儿？

下面就让我们看看，究竟有什么办法可以让我们更好地运用这道桥梁，实现这种与自己的肩膀疼痛和解的美好愿望吧。

1. 肩关节锻炼气功操"八段锦"

（1）屈肘甩手：靠墙站立或仰卧在床上，上臂贴身、屈肘，以肘点作为支点，进行外旋活动。

（2）手指爬墙：面墙站立，用患侧手指沿墙缓缓向上爬动，使上肢尽量高举，到最大限度，让人帮忙在墙上做一记号，然后徐徐向下爬回原处，反复进行，逐渐增加高度。

（3）体后拉手：自然站立，在患侧上肢内旋并向后伸的姿势下，健侧手拉患侧手或腕部，逐步拉向健侧并向上牵拉，重复 20 ～ 50 遍。

（4）展臂站立：上肢自然下垂，双臂伸直，手心向下缓缓外展，向上用力抬起，到最大限度后停 10 分钟，然后回原处，反复进行。

（5）后伸摸脊：自然站立，在患侧上肢内旋并向后伸的姿势下，屈肘、屈腕，中指指腹触摸脊柱棘突，由下逐渐向上至最大限度后停住不动，2 分钟后再缓缓向下回原处，反复进行，逐渐增加高度。

（6）梳头擦汗动作：采用自然站立或仰卧均可，患侧肘屈曲，前臂向前向上并旋前（掌心向上），尽量用肘部擦额部，即擦汗动作。

（7）头枕双手：采用仰卧位，两手十指交叉，掌心向上，放在头后部（枕部），先使两肘尽量内收，再尽量外展。

（8）旋肩动作：自然站立姿势，患肢自然下垂，肘部伸直，患臂由前向上向后划圈，幅度由小到大，反复数遍。

以上八种动作不必每次都做完，可以根据个人的具体情况和喜好选择锻炼，每天 3 ～ 5 次，一般每个动作至少要做 30 次，只要持之以恒，对肩周炎的防治会大有益处。

2. 日常自我锻炼方法

（1）划圈法：划圈动作应像太极拳一样，缓慢、深长，不能过于用力乱抡上肢，以免造成肌肉拉伤和加重病情。划圈分为竖圈、横圈。竖圈为前后方向竖着划圈，横圈为上下左右方向划圈，类似太极拳中的云手动作。每次可顺时针或逆时针方向各划 15 ～ 20 圈，也可根据自己的体质逐渐加量。每天练 3 ～ 5 次。

（2）拉轮练习：在墙或树上安一滑轮，并穿过一绳，两端各系一小木棍，上下拉动锻炼。

（3）梳头动作：双手交替由前额、头顶、枕后、耳后，向前、纵向绕头一圈儿，像是日常梳头的动作，每次可 15 ～ 20 次，每天 3 ～ 5 次。

看到了吗，其实对自己的肩颈护理并不需要多么复杂的程序，健康问题往往在于我们自己对于自己身体的爱护和和解。有时候身体并不需要你为它付出太多的时间和精力，只要你心里有它，你就会爱惜它，只要你爱惜它，它就会一直善待你，为你去谋得健康。所以从现在开始，彼此善待和解吧，每天花一些时间为身体做点什么，身体舒服了自然也会为你做更多，相辅相成，你不透支它，它不折磨你，平安太平，健康自然就来了。

"小象腿"，练练减肥操

在现在社会，随着年龄的增长体重也在增长，这已经成为一个不争的事实。这真的和年龄有关吗？为什么很多名人老了以后依旧可以保持匀称的身材？这足以说明，肥胖与年龄没有关系。主要还是在于我们个人。

上班族工作时需要坐在电脑前，一坐就是一天，这样很容易造成小腹和下肢肥胖，刚刚发胖时，我们可能会很焦急，但是久而久之，也就习惯了，于是更严重的肥胖随之而来。所以，上班族不能习惯肥胖，在发现一点儿肥胖的端倪时就要把它扼杀在摇篮里。那么我们应该如何扑灭肥胖的"小火苗"呢？当然是做减肥操。

一、半蹲式顶腰运动。半蹲式就是要求身体半蹲，但是臀部不能触碰到脚后跟，双手掐腰，身体的姿势尽量偏向正前方，头部向上拔起，重复几次。这种运动可以锻炼到双腿肌肉以及腰部肌肉。每次动作以 40 秒为宜。

二、坐姿转体运动。身体正直坐在椅子上，右腿搭在左腿上，用左手按在右膝上，右手扶住椅背，然后尽量向右转动身体，至最大限度处维持 1 秒钟，然后换左边动作。这个运动需要重复十几次。

这两种是非常简单的办公室运动减肥法，身材不错的上班族经常做做这两种运动，可以让你保持美好的身材。但是如果你的小腿已经变粗，腹部已经凸出，就来做做下面的减肥操吧，可以让你的小象腿恢复纤细。

一、挺直身板，抬起脚跟，大腿与地面平行，脚部绷紧，用力拉伸小腿肌肉，维持一段时间后，恢复初始动作，重复十几次即可。

二、挺直身板，抬起左脚跟，绷紧脚背，保持一段时间，换右脚动作，共做 10 遍。

三、身体站直，慢慢向下做蹲起动作，这个动作不仅可以锻炼腿部肌肉，还能塑造臀部的曲线。

四、挺直身板，小腿与地面垂直，摞起几本书，脚尖踩在书上，脚跟悬空，这样可以起到放松小腿肌肉的作用。

五、坐在椅子的一半处，身体坐直，夹紧臀部，小腿垂直于地面，抬起脚尖并绷紧脚背。

六、臀部完全坐在椅子上，身体坐直，夹紧臀部，左腿抬至椅面的高度，脚背绷紧，右脚脚尖着地并绷紧脚背。

上班族的爱美人士，想要摆脱小象腿，想要完美的身材，就利用好上班休息的时间做做减肥操，让完美的身材重现在你的身上。减肥不可急于求成，欲速则不达，所以每天做一小下，总有一天，你会看到成效的。

第二章

肠胃小疾病，
快速治疗

胃痛，按摩足三里穴

胃痛为临床上的常见症状，中医称之为胃脘痛，为气机郁滞、胃失和降引发的以上腹胃脘痛为主的病证，即西医中提到的急慢性胃炎、消化道溃疡、胃痉挛、胃癌等。

记得有一次，一位患者来到诊所，一只手捂着腹部，表情痛苦地说："大夫，快给我看看吧，我胃疼。"他说自己的胃都疼了好几天了，问我有没有什么方法可以让它立刻止痛。

很多人面对病痛折磨的时候都会向大夫提出"立刻"二字，可很多时候，对于病痛来说，速度是解决不了问题的。如今的中青年人，多数都患有胃病，得了病，应该认认真真地去治、去调理，而不是下"猛"药，见"奇效"。调理得当，身体很容易恢复。

疾病并非一两天形成的，可能是最近的饮食不规律，也可能是三五年的饮食问题积累下的病症，甚至已经被它折磨了十几年，自己却并未放在心上，试想，这么久患下的病，怎么可能一下子就治好？很多患者一听说治病要打"持久战"，立刻就退缩了，就这么拖延着，到最后，把急性胃炎拖成了慢性胃炎。

看到这位患者痛得实在难受，我问他究竟怎么个痛法，他回答说胃部一阵阵胀痛，两边肋骨也跟着痛，并且还伴随着大便不畅、胸闷嗳气、泛酸水等症。我让患者躺下来，帮他按摩了腿上的梁丘穴（从膝盖骨右端，约三个手指左右的上方）和足三里穴（外膝眼下四横指、胫骨边缘），疼痛很快得到了缓解。梁丘穴为胃经之郄穴，按揉可通经活络、理气和胃；足三里穴为胃经之合穴，治疗脾胃病之要穴，可补脾健胃。

实际上，那位患者出现的胃痛是肝气犯胃所致，所以我嘱咐他回去之后注意调节自己的情绪，同时为他开了些疏肝理气、和胃止痛的药物。连续服用三次之后，他对我说症状已经有所减轻，又过了几天，他打电话告诉我胃痛几乎消失，是不是不用继续服药了。我提醒他要坚持服药，否则胃痛会再度袭来。此外，我还嘱咐他平时少喝咖啡、浓茶，可以泡点陈皮生姜水喝下。

三个月之后，那位患者前来复诊，我告诉他，汤药可以不喝了，但是调理还得进行下去，我给他推荐了一些药膳：老鸭汤、小米粥、萝卜饼等。

胃病"三分治七分养"，药店中的药物只能缓解一时之痛，却很难从根本上祛除疾病。对于那些想要一下子去掉病根的"事业型"患者来说，必须将自己的速度慢下来，花费些精力去照顾自己的身体。要知道，养生应当有一定的耐心，越早进行越好，持续的时间不怕久。

胃中不和，生姜泻心汤

姜为生活中必不可少的调料，也是应用广泛的药物。平时有个感冒发烧，可以熬些姜汤来喝。从中医的角度来讲，生姜为助阳之品，自古以来，中医上就有"男子不可百日无姜"之说。传说，白娘子盗仙草救许仙，那仙草即为生姜芽。生姜别名为"还魂草"，姜汤即为"还魂汤"。

在中药中，姜的使用率也很高。张仲景所著的《伤寒论》中共拟113方，而用生姜之方就有37个，干姜之方有23个，由此也能看出姜的重要性。

姜有生姜、干姜之分。干姜属性热，辛烈性较强，能够温脾胃之阳，温肺化痰，临床上常用干姜治疗中焦虚寒、阳衰欲脱、寒饮犯肺喘咳等症。生姜味辛性温，具有发散风寒、化痰止咳、温中止呕、解毒之功，临床上常用其治疗外感风寒、胃寒呕逆等病，被称作"呕家圣药"。

在哥哥的补课班中有很多学生身体虚弱，容易感冒，每当这时，哥哥都会为他们熬上一碗姜汤红糖水来发汗，到了第二天又是一副生龙活虎的模样。

在此为大家推荐的就是生姜泻心汤，源于张仲景的《伤寒论》，其主要构成药材为：甘草、人参、干姜、半夏、黄芩、黄连、生姜、大枣。该方剂为和剂，可以调和脾胃之气，以解寒热之纷，同时增补中气。人体脾胃各有各的功能，脾主升清，胃主降浊，若升降无序，身体就会出问题，此时用芩连的苦寒降之。脾气不升则寒泻利生，因此要用带辛热的干姜温补；而半夏消痞能够开豁痰气。脾胃气弱，则不可上下斡旋，要用参、草、枣补之。该方剂苦降、辛开、甘补，散饮消痞，能够治疗中焦不和等病。多用于胃下垂、胃扩张、慢性胃炎等胃阳虚弱、水饮内停症。

我有一个朋友担任一家大公司的总经理，工作压力非常大，几乎每天都加班到很晚。前段时间单位体检，查出他患有轻度胃炎，他当时也没当回事儿，心想干这一行不可能身体一点儿毛病没有。但是没过多久，他就开始觉得身体不舒服，经常不想吃饭，三天两头腹泻，开始怀疑自己是不是哪儿出了问题。

可同事笑话他一个大男人整天疑神疑鬼的，没有体检之前不是照样生活、工作嘛，也没觉得有什么不舒服，这一体检出点儿问题，就觉得这儿不舒服那儿也不舒服了。同事这么一说，他也就真的把心放宽了很多，仍旧照常上班。一周之后，他感到自己的精神状态越来越差了，爬楼梯的力气都没有了，大便溏稀，甚至有种虚脱的感觉。到药店买药，药店里的人依据他的描述，认为他患的是肠胃炎，给他开了诺氟沙星和小檗碱口服液，没过多久，症状就得到了好转。

之后公司派他去出差，他便随身带了些药跟着同事出差了，但是到了外地，不知是水土不服还是饮食不规律，他几乎天天都在吃药，返程的过程中一直不太舒服，腹痛、腹泻一同找上他，火车上药品有限，他赶忙给我打电话，将前后的经过叙述了一遍，我心中大致有个数了，就叮嘱他千万要弄到姜，然后用开水泡姜喝，能够稍稍缓解症状，熬过这段行程就好了。

起初他并不相信我为他开的方剂，但是没办法，实在难受得坐立不安，只得让列车员帮忙找了一些姜来。

几个小时之后，火车终于停了下来，朋友赶忙打车来到我的诊所，有气无力地躺在沙发上，他说自己从上火车就开始腹痛，上厕所的次数不下10次，大便水样，使得他头晕目眩，浑身无力，喝过生姜泡水后，感觉好了很多，否则根本坚持不到下火车。他告诉我，一路上都觉得胸口堵得慌，我让他张嘴，看到他的舌苔滑腻，于是给他煎了一剂生姜泻心汤。喝完之后我让他躺在沙发上休息一会儿。

到了第二天，他的精神头就非常好了，夜里只上过一趟厕所。之后，我又为他开了两剂，让他带回家自己煎服。两天之后，症状就全部消失了。

《伤寒论》第 157 条："胃中不和，心下痞硬，干噫食臭，胁下有水气，腹中雷鸣，下利者，生姜泻心汤主也。"讲述的就是治疗胃中不和的原理。

因此，如果有人腹泻，腹中雷鸣，伴有干噫食臭，就能够用此方解决难题。如果腹泻症状不明显，便溏，每天两三次，并且喜欢打嗝，也为脾胃不和的表现，应当喝些生姜泻心汤。

但是，很多疾病的治疗都依靠"对症下药"四字进行，生姜泻心汤的关键点为调和胃中不和，因此只有在解决此方面问题时才更加得心应手。

肠道排毒，麻子仁丸

曾经有位 20 多岁的小姑娘来我这里看病。我问她所患何症，她却支支吾吾半天才说出"便秘"两个字。

我告诉小姑娘，便秘是一种常见病，没有什么不好意思说的，如果她不能将具体症状叙述出来，我是没法对症为她开药的。

听了我的话，小姑娘便叙述开来：平时大约一两个星期排便一次，每次排便的时间都会超过半小时，并且大便干燥，恶臭，排便不尽，粘在肛门上下不来，非常尴尬，有时甚至会便血。

听完小姑娘的叙述，我为她开了一剂药方——麻子仁丸。麻子仁丸出自《伤寒论》，其主要构成药材为：麻子仁、芍药半斤，枳实（炙）、大黄（去皮）、厚朴（炙，去皮）、杏仁（去皮尖，熬，别作脂）。上为末，炼蜜为丸，梧桐子大小。每天服十丸，分三次服用，依效果递增。

麻子仁丸为小承气汤加麻子仁、杏仁、芍药组成。该方剂之中用小承气汤来泄胃气，加芍药用来滋养脾阴，麻仁、杏仁是滑利滋润的上品，具有润肠通便之功；杏仁能够利肺气，有助于胃气的通导下降。

将上述药物研磨成粉末状后制成蜜丸，每天服3次，共10丸，药量可循序渐进，11丸、12丸、13丸……一直到大便变软，容易排出之后即可。麻仁丸治疗习惯性便秘的效果非常好，对于便秘导致的烦躁、口臭、头晕、睡眠质量下降等症均有效，这些状况会随大便排出的难易程度得到缓解。

那位姑娘按照我为她开的方剂服药两天，便秘状况就得到了缓解。很多人并不将便秘放在心上，直到忍无可忍，表证凸显时才开始就诊，治疗难度更大。

人的肠道有8～10米长，而且褶皱纵横，平均每隔3.5厘米就会出现一个弯折，即使每天排便也会有些食物残渣存留在肠道褶皱之中，这些残渣会在细菌作用下变得干结、腐败、发酵，久而久之，食物残渣就会堆积、变质，形成厚达5～7毫米、重达5～6公斤的黑色、恶臭的有毒物质，紧紧地粘在肠壁上面，非常坚硬，严重影响肠道健康，这就是我们通常所说的宿便。宿便堆积在肠道之中会发酵、腐败，产生毒气和毒素，导致肠内功能紊乱，内分泌失调、代谢紊乱，引发各种疾病。解除便秘困扰，保持肠道畅通，身体健康也就不成问题了。

现在很多人在出现便秘症状之后首先想到的就是购买泻药，但是此类药物多为寒凉之品，长期服用容易伤及人体阳气。

针对便秘，中医上有专门的治疗药物，其中，由大黄、芒硝、枳实、厚朴构成的"大承气汤"，服用过后可以有效通便，但此法攻伐力量过大，虽然可以直击病邪，但是非常容易伤害到身体的正气。因此，难缠慢性病应当尽量在"攻伐"与"扶"之间找平衡点。麻子仁丸方子的主体部分是润肠药——麻子仁、杏仁、白芍、蜂蜜。但便秘并非一朝一夕形成的，而是长久积累下来的病症，药效不明显的药物难以解决问题，因此，迫不得已的时候可以使用大承气汤，但要对大承气汤进行改良，将其中最猛烈的药物芒硝去掉，同时减轻厚朴、枳实等药物的用量，这样一来，"峻下剂"就成了"轻下剂"——小承气汤。整张麻子仁方子具有攻润结合、下不伤正等特点。

有些人认为便秘即肠道出了问题，治疗要直接开刀。从中医的角度讲，导致便秘的原因有多种：一种为胃肠积热便秘型，也叫热秘，其症状为屁臭、大便干结、小便赤黄、口唇生疮等，多发生在体实者身上；一种为脾肾虚寒便秘型，也称冷秘，多出现在老年人或久病未愈者身上；一种为津液不足便秘型，也叫虚秘，主要表现为便干、食少、面色苍白、心慌气短、乏力困倦，多出现在老年人、体虚、失血过多、慢性贫血者的身上；一种是肝郁气滞便秘型，也叫气秘，多见于性格内向或更年期患者身上。在用药的过程中应针对便秘类型选择药物，不能盲目下药，辨证施治才是其治疗原则。

胃病，枳术汤

中医认为，"肾为先天之本"，而"脾胃为后天之本"。古人非常重视脾的地位，脾在五行之中属土，有"载物""生发万物"的性质，脾胃掌管饮食消化、吸收，以及传输营养、水分等过程，以供人体生命活动的各个组织器官所需，所以用"后天之本"来形容恰到好处。

脾和胃都是消化食物的主要脏腑，二者相互关联，构成表里。胃主受纳，脾主运化，一同完成消化吸收、运输营养物质的任务。胃主降，水谷才得下行，利于消化；脾主升，水谷精微才可输布全身。

人为了维持生命活动，每天需要摄入一定量的水，但是由于各种原因，尤其是负责运化水液的功能如果出现问题，容易产生不正常的水，我们也可以称其为病水、坏水，这些水即为我们所说的水饮。水饮发生位置会有不同，表现出来的症状也不同。水饮在表，我们可能会觉得身体沉重，水肿；水饮在里，则表现为爱拉肚子；胃中有水饮，则可能表现为心悸，胃里咣当咣当的；水饮上走，可能会导致头晕、气短等；里面水多，可能表现为头晕、高血压；水饮停在四肢关节，可能表现为关节疼痛难愈；水饮与热结合，可能表现为湿热、痰热；水饮和寒结合，即我们平时所说的寒饮、寒湿。

俗话说得好："十人九胃病。"此话为医学大家李东垣说的，他曾写过一本传世医学名著《脾胃论》，就是强调多数人都有脾胃问题。根据我多年的临床经验，脾胃问题多为虚寒所致，虚寒的脾胃通常会兼夹水饮，因为脾胃主运化水液，功能不好容易出现病水、坏水。此时要用到枳术汤来帮忙。

枳术汤只有枳实和白术两味药，源于张仲景的《金匮要略》，取枳实15克，白术10克，加入150毫升水进行煎汁，汁熬到剩下一半时即可。再用同样的方法熬一遍，将两次熬得的汁液混在一起，每天早晚各饮一次，每次饮50～60毫升即可。

枳术汤虽然只有两味药，却是治疗水饮结于心下的良方。方剂之中的枳实多于白术一倍，行气散结除饮，白术量少于枳实一倍，健脾利水，用于因实而致的脾虚。两药一消一补，攻补兼施，互相为用，而消大于补为其特点。传统气机为一升一降，符合脾升胃降生理特性。历代医家皆选此方治疗胃脘痛、痞满，疗效甚好。临床实践证明，此方可用在水饮、食积结于心下影响脾失健运的胃脘痛、痞满症，对于多数慢性胃炎、胃十二指肠溃疡、胃肠功能紊乱、胃下垂、便秘等症均有很好的效果。

记得有一次我和老公一起去旅游，可能是水土不服，晚饭过后，老公开始肚子发胀、胃里泛酸，口中时不时地翻上一股气儿来。仔细一想，此症刚好符合枳术汤特点。于是，我将随身带过来的中药按方为老公熬了一碗，一剂下肚，症状消失了一大半。

枳术汤并非仅仅针对简单的水土不服，它可以说是个万能方。张仲景以枳术汤为主方，配伍其他药方，得众多方药。枳术汤主要用来治水饮停于心下导致的"心下坚，大如盘，边如旋盘"，如果伴随着腹胀痞满，则配伍厚朴、大黄；如果伴随着胸闷痛，则配伍薤白栝楼实；如果伴随着腹痛，则配伍白芍。而且，以枳术汤为主衍生出了非常多的加减方。

枳术汤除了能够治胃病，日本医家汤本求真认为此方还可治疗肝腹水。因为肝硬化导致脾肿大时，心下也会出现心下痞坚如盘。总之，无论是胃的病变还是肝的病变，都离不开"水饮所作"。与现代医学结合起来看，枳实行气，也就是促进胃肠蠕动，增强胃排空，减缓胃潴留，为中药胃肠动力剂。白术可以将潴留在组织间液、腹腔、胃肠腔等体腔中的多余水分"拉入"血管中，之后通过肾脏排出体外。

过年过节的时候，满桌子好吃好喝的，肠胃不适也就成了常有的事儿，尤其对于老人、小孩等肠胃功能较弱的人来说，容易患腹胀、恶心、纳呆、大便秘结、嗳气酸腐、肚腹胀热等症，通常情况下，推荐大家熬些消食化积粥来喝，比如取大米 100 克，茶叶 6 克，将大米淘净后放到锅内，倒入适量清水，再将茶叶放到沸水中冲泡 6 分钟，取出茶叶汁倒在锅内，和大米同煮成粥即可。对于饮食不节导致的食积，还可服食山楂片或用午时茶煎汤温服等，操作方便，又可健脾消食、理气和胃。

便秘，可按摩足底反射区

俗话说"千里之行，始于足下"，我们全身的疾病其实是可以从足部进行调理的。比如，秋季是胃肠疾病高发季节，胃痛、腹胀、消化不良、便秘、腹泻等不适，好像我们每一个人都经历过。而科学的足部按摩，可以在一定程度上缓解胃肠疾病。

消化不良一般需要我们从脾、胃、十二指肠等足部反射区进行按摩，这样就可以有效促进胃肠蠕动，调节内分泌功能，从而促进营养素的吸收。

消化性溃疡的患者则可以从脾胃、十二指肠、小肠等几个反射区进行按摩，这样可以有效调节消化酶的分泌，抑制幽门螺旋杆菌繁殖，从而使溃疡面快速愈合。

长期便秘的患者，我们可以通过按摩小肠、结肠反射区，促进小肠分清泌浊的功能，这样才可以更好地吸收水分和各种营养物质，有效促进食物残渣和肠道细菌代谢毒素排出，从而让大便保持正常性状。

我们通过对整个消化器官反射区的按摩，还可以大大增强胃及十二指肠的消化吸收功能，有效调理各种神经系统的张力，减轻胃平滑肌的痉挛，这样有利于调节胃酸的分泌，缓解胃部疼痛。

对于我们普通人而言，足部按摩的方法简单易学，效果良好，而且很容易操作。我在这里向大家介绍几种常用的方法。

拇指指腹按揉法和指尖压法：以一手握脚，另一手的拇指指腹或者是指尖作为施力点，作用于足底脾、胃、十二指肠等反射区域，坚持按摩对于消化不良、腹胀腹痛等有非常好的效果。

食、中指叩拳法：以一手持脚，另一手半握拳，食指或中指弯曲，用近端指间关节或指尖为施力点。经常按压小肠、结肠反射区以及周边的区域，对于恢复肠道功能，控制血脂、血糖均有一定疗效。

四指直推法：以四指指腹沿升结肠、横结肠、降结肠、乙状结肠穴位区域直推，对于改善便秘有非常好的效果。

腹泻，可按摩合谷穴

因吃坏东西而出现腹泻是胃肠功能的正常表现，因为只有把有毒物质从体内排出，才能避免伤及肠胃。如果吃坏了东西却并未出现腹泻症状，才要提高警惕，很可能是胃肠功能缺乏，对有毒物质不敏感所致。

中医称腹泻为"泄泻"，为消化系统常见病。便溏被称作"泄"；大便直下如水之倾注为"泻"。其实，腹泻并不用多说，不管是中医还是西医，都有一大堆行之有效的药物能够止泻。将单纯的泄泻治成疑难杂症的事情几乎不会发生。对于泄泻，有个要命的问题，即"如水倾注"，条件不允许时怎么止泻？

记得有一次回老家，陪着 16 岁的外甥去内蒙古。到了草原上，不知怎么回事，外甥突然想呕吐，接着就开始拉肚子。呕吐容易解决，给他找个袋子，实在不行，找块空地直接让他吐也可以，可是腹泻怎么办？方圆几里之内都没有厕所，外甥的脸色越来越难看，但是又不能说出来，弓着身子，双手紧紧地捂着腹部。

我看在眼里，急在心里。突然，我灵机一动，拿过外甥的手，按着他虎口处的合谷穴，我让他坚持一会儿，十几分钟后，我们走到一块障碍物的后面，以缓解他的痛苦。

从障碍物后面出来后，外甥的表情有些不自然，但还是放松了很多，之后他对我说，幸好有我在，否则他可能真的会拉在裤子里，让人嘲笑。

腹泻的人通常都会伴随着腹部胀涩下坠之感，所以有时可以被提前预知，有时要忍上半小时左右。但是腹泻，特别是第一次发生的时候，常常是非常突然的，不能被预知到，如果此时在不方便的地方怎么办？我们可以迅速按压自己的合谷穴，虽然不能坚持太久，可是能够顶一时之难，直到腾出厕所时才可取得最大胜利。

合谷穴属于手阳明大肠经，为大肠经之原穴，大肠经和胃经相接，按揉合谷穴即可调和胃经，治疗胃肠道疾病。

有人可能会问，合谷穴在哪？其实，合谷穴很容易找，将右手按在左手虎口上，同时把右手握好，靠住左手手掌，右手拇指按的地方即为合谷穴。

不过，掐按合谷穴为应急的方法，想要彻底治愈腹泻，必须打针吃药。普通腹泻，比如吃了不干净的东西、不合肠胃的食物导致的腹泻，通常将腹中不干净的东西拉光即可痊愈，不用打针吃药。

但是，现实生活中很多人都不把腹泻当回事儿，虽然腹泻不用下猛药，不过适当调养还是必需的，尤其对于小孩和身体虚弱的老人来说。腹泻患者会因为腹泻短时间内排出大量水分，易脱水，因此要进行合理的饮食调养，特别是应当多喝些粥，不但容易消化，还能够补充由于腹泻流失的津液，利于身体康复。如果是由于伤食出现的腹泻，可以适当喝些茯苓粥，到药店买来适量神曲、茯苓，将其同粳米一起，按照1：1：3的比例熬粥，每天吃一次，连续吃上三四天，即可消食、导滞、止泻。

实际上，泄泻为风、寒、湿、热等外邪内犯胃肠、饮食不节、脾胃内伤、肾阳衰弱引发的。寒湿泄泻的患者，可适量吃些干姜、红枣、粳米熬成的粥，以达到温中健脾、散寒止泻的目的。湿热泄泻的患者，可适当吃些车前草、茯苓、粳米熬成的粥，以达到清热利湿止泻的目的；此外，常喝绿豆汤也是非常不错的。

谈到这儿，不免有人会问，究竟怎么区分寒湿症和湿热症？其实非常简单，从大便颜色就可以区分，寒湿症通常大便清稀、腹痛肠鸣；湿热症通常大便黄褐、臭，肛门灼热、小便黄赤。

痔疮，老偏方根治解尴尬

人体直肠末端黏膜、肛管皮肤下静脉丛发生扩张、屈曲形成的柔软静脉团称作痔，也叫痔疮、痔核、痔病、痔疾等。包括内痔、外痔、混合痔，为肛门直肠底部和肛门黏膜静脉丛发生曲张形成的一个或多个柔软静脉团的慢性疾病。

导致痔疮的原因很多，病因尚未完全明确，主要症状为：大便出血、大便疼痛、直肠坠痛、肿物脱出、流分泌物、肛门瘙痒等，严重影响到人们的正常生活。如果不及时治疗，很可能会导致痔核脱出，形成嵌顿，加重病情，一旦细菌、病毒、脓栓等侵入血液，就会导致脓毒败血症等，甚至会造成贫血、坏死、感染等。下面就来介绍几种治疗痔疮的老偏方，只要对症使用，治疗效果是非常显著的。

一、苦楝子

具体做法：将苦楝子黄色果实清洗干净，然后晒干备用，之后将晒干的苦楝子放到砂锅之中翻炒至焦黑，充分研磨，倒入干净的容器之中，撒上适量芝麻油，搅拌均匀即可。发生裂痔的时候，涂抹在患处即可。

苦楝子果实苦、寒，有小毒，归肝经、小肠经、膀胱经，具有疏肝行气、止痛、驱虫之功。适应证：胸胁、腹脘胀痛、疝痛、虫积腹痛等。此外，现代研究证明，苦楝子中富含脂肪、蛋白质、糖类、矿物质、黏性成分等，因此，用芝麻与其混合制成药膏对于裂痔有非常好的治疗效果。但是要注意，脾胃虚寒者不宜用。

二、无花果

具体做法：选择新鲜的无花果叶，清洗干净后放到瓷罐中煮半小时左右，然后趁着温热熏洗患处，每天洗 3 次。

痔疮的种类很多，便秘、大便坚硬等因素常会导致裂痔，患者在用无花果叶清洗患处的时候可以将带有无花果叶汁液的手指插到直肠当中，这样能够促进排便，还可治疗痔疮。

三、大黄鸡蛋

具体做法：大黄 50 克，鸡蛋 2 个，先将大黄放到干净的容器之中，然后倒入适量清水熬煮，之后放入鸡蛋一同熬煮 20 分钟左右。每天早晚各吃一个鸡蛋，晚上用煮鸡蛋的水清洗患处，坚持几天痔疮就能够痊愈。

大黄具有峻泻之功，大黄和鸡蛋一同熬煮，服食鸡蛋，直下中焦之热；大黄能够将中焦内热泻出，辅助大黄汁清洗肛门，内服外敷，效果更佳。此方适合虚劳导致痔疮的患者使用。

第三章

五官生病，
用家庭疗法

眼部灼伤，苦瓜汁涂抹效果好

记得几个月前，几位化工厂的叔叔搀扶着一个双眼紧闭的叔叔找到我，原来被搀扶的那位叔叔在工作的过程中，不小心被盐酸烧伤了眼睛和脸部，陪同这位叔叔一起来的其他几位叔叔非常焦急，而当事人更是泪流不止。

我赶紧让那位受伤的叔叔坐在椅子上，询问他现在的视物能力，那位叔叔说自己已经看不清东西了，眼睛只能够感觉到周围有亮光。

我立即拿来了20%的苦瓜霜敷到他脸上受伤的地方，而且嘱咐他回家之后每隔半小时一定要换洗一次。敷过苦瓜霜之后，那位眼睛被灼伤的叔叔告诉我，眼睛的疼痛已经减轻了很多。

等到第二天那位叔叔再来找我进行复诊的时候，我又把四环素药膏涂在他的眼睑上面，我这么做是为了避免他的眼睑处的胞肉粘连，同时让他服下黄连解毒汤。

那位叔叔按照我的方法持续治疗了大约一个月的时间之后，他的双眼又能够看到光明了，视物能力也已经恢复到了正常水平，后来他特意找到我表示感谢。

我嘱咐他在今后的工作中一定要谨小慎微，幸好这一次受伤并不是很严重，否则很可能会导致失明，后果是不堪设想的，这位叔叔听完我的话连连点头。

我所使用的苦瓜霜的制作方法是：取没有成熟的鲜苦瓜，切开，掏出瓜瓤，之后灌满芒硝，将其对合，两端用线扎紧，悬挂在通风的地方，等到苦瓜出现白色芽霜的时候，就可以刮入瓶子里面，密封储藏，备用。

苦瓜霜具有解毒、泻火的功效，能够治疗眼部烧伤，特别是对于酸、碱、化学烧伤，水烫伤等都具有非常好的治疗效果，而且制作方法也很简便，在家中自己就可以制作。外敷的时候，苦瓜霜会带给我们清凉之感，很容易被患者接受，所以说，用苦瓜霜治疗此类病症的效果是非常好的，还不会出现任何不良反应。

并且这种方法非常适用于灼伤时间比较短、伤势也不是太严重的患者。如果灼伤的面积比较大，而且伤势严重，那么首先要及时到医院处理伤口，千万不要耽误了治疗。

那位叔叔幸亏被工友及时送到了我这里，如果耽误一天，那么很有可能会双目失明。其实，在很多时候受伤并不可怕，最可怕的是受伤之后留下的终身残疾。因此，我们在受伤之后只有第一时间采取正确的措施、手段、方法，才有可能把伤害降到最低。

鼻子流血，冰镇可乐派上大用场

就在前段时间，我们一家人组织了一次出游。在我们一起游玩的时候，我的小侄子突然开始流鼻血，他顺势把头仰了起来，用手紧紧捏住鼻子。

我发现后，连忙阻止他，让他赶紧坐下来，用拇指和食指捏住他鼻梁上部硬骨两侧的凹陷处，并且赶紧让人去超市买来两瓶冰镇可乐，打开之后让小侄子喝了一口，并且告诉他不要咽下去，又把另外一瓶冰可乐贴在他的前额。就这样，没过几分钟，小侄子的鼻血就不流了。

当时大家都觉得非常神奇，为什么这样就能够把鼻血止住呢？其实这其中的道理非常简单。鼻子出血在很大程度上是发生在鼻子里面一个叫作立特氏区的部位。

这个部位的黏膜非常薄，而且有着丰富的血管。冬春时节，空气非常干燥，薄薄的黏膜上面就很容易长痂。这时候如果受到刺激，痂是非常容易掉落的，而掉落的时候，很可能会连带着损伤下面的血管，从而导致出血。

我之所以要紧捏住鼻梁上部硬骨两侧的凹陷处，其实就是为了压迫这个位置下面的立特氏区，直接进行压迫止血。而我把冰凉的可乐瓶紧贴小侄子前额，同时让他在口中含一口冰可乐，主要是为了对鼻腔进行冷刺激。因为血管一旦遇到寒冷，就会自然收缩，所以在这个冷刺激下，立特氏区的血管就会收缩，自然血很快就会止住。

其实，如果你在干燥的季节经常流鼻血，是需要采取一些有效的预防措施的。我在这里给大家介绍一个缓解鼻腔干燥的方法，非常简单，就是倒一碗水，浸没鼻腔进行吸气、呼气，把水吸入鼻腔，或者直接用手指蘸些水送进鼻腔。

另外，除了天气干燥的因素之外，反复鼻出血还可能与缺乏各种维生素有关。而对于老年人而言，鼻出血很有可能与动脉硬化、血管变得脆弱有关。所以，如果经常流鼻血，应该及时就医诊治，千万不要耽误了病情。

酒糟鼻，荸荠加雄黄

酒糟鼻，又称玫瑰痤疮，多出现在 30 ～ 50 岁的中年女性身上，属于面部慢性炎症疾病。酒糟鼻确切病因尚不明确，多种因素都可能诱发或加重此病，在辛辣刺激、冷热刺激、精神紧张、情绪激动、内分泌失调等刺激下容易发作。

酒糟鼻多发生在面中部、鼻尖、鼻翼部，甚至会延及两颊、颌部。轻者毛细血管扩张，局部皮肤潮红，油脂增多；重者会出现红色小丘疹、脓包，甚至会导致鼻子端肥大、毛囊张开，进而出现鼻赘。

试想，无论是男性还是女性，长出一个大红鼻头都是不好看的，严重影响面部美观，甚至会打击一个人的心理。不管谁患上这种病，心里都会有负担。酒糟鼻发病的主要原因是毛囊虫感染，但是与嗜好辛辣食物也是有一定关系的。

想要治愈酒糟鼻是比较困难的，因为其发病原因很难找出，去医院就诊，无非开些消炎类药物，如金霉素、四环素等，见效虽快，但是容易反复发作。下面为大家介绍一个小偏方，虽然治疗的过程相对抗生素类药物慢了一些，但是能够从根本上治疗酒糟鼻。

中医上认为"肺开窍于鼻"，通常情况下，使用清肺热中药就可以治疗酒糟鼻，但是从现代医学角度看，酒糟鼻的病因尚不明确，虽然知道和饮酒、喜食辛辣有关，但是仍旧不知道这其中必然联系的机理。

研究发现，酒糟鼻和幽门螺杆菌感染关系密切，很可能由于胃中螺杆菌感染之后将人体中的抗体激发出来所致，使得鼻部生出皮疹等炎症，因此，杀灭幽门螺杆菌为治疗酒糟鼻的根本方法。

抑制、杀灭幽门螺杆菌可以选用黄连，因为黄连具有非常好的清胃火、治疗酒糟鼻功效，与中西医的理论均相符。除了使用黄连，还可以使用以下两个小偏方治疗酒糟鼻。

一、荸荠擦拭法

将新鲜的荸荠清洗干净，然后从中间切开，用切面紧紧地贴在鼻尖和鼻翼的两侧，反复擦拭，直到鼻子上充满荸荠白粉浆。等到白粉浆晾干之后再继续擦拭，一层一层堆积，堆积得越厚，效果越好，每天晚上临睡前擦拭一次即可，一个月为一个疗程。

二、雄黄涂抹法

取 1 克雄黄，研成细末，之后加入适量蛋清，搅拌成药糊，先用食醋将鼻子清洗干净，而后将药糊涂在患处，每天涂抹 3 次。每次涂抹之前都要用食醋清洗，连续涂抹两个星期左右为一个疗程。

这两个方剂都具有杀菌、杀虫、消炎之功。而雄黄的杀虫效果更佳，荸荠具有比较强的杀菌作用。

但是要提醒大家注意一点，如果酒糟鼻症状已经持续了很久，长出了鼻赘，仅仅靠涂抹西药或使用中药偏方是不行的，只能通过切除手术根治。如果酒糟鼻已经严重到鼻部血管明显扩张，最好配合激光或手术治疗才能看到效果。

所以，无论是何种疾病，都应当及时治疗，在病情较轻的时候使用老偏方效果才更显著，而且能够根治。

鼻炎 + 哮喘，盐水清洗好得快

记得有一天，我正在给一位患者看病，突然从外面传来一片非常嘈杂的声音，而且嘈杂声中还夹杂着哭喊声。我赶忙走到门外，发现一个老大爷正坐在地上大口大口地喘息着，老大爷身边的一个女孩正哭着、喊着向周围的人寻求帮助。

我赶紧过去，让女孩子帮忙把老大爷扶到我的屋子里面。我刚准备给老大爷诊断，女孩子好像想起了什么事情，只见她急忙在老大爷的口袋里面摸索着，不一会儿就拿出一小瓶喷剂，然后对着老人的口中喷了几下，大约过了 15 分钟，老大爷就恢复了平静。

原来，这位老大爷患哮喘很多年了，女儿一直出门在外，这么多年都是由老伴照顾的。不幸的是，就在前不久他的老伴去世了，于是女儿回到家中开始照顾老大爷。

刚才在大街上，老大爷突然哮喘发作，一时间没有及时拿出喷剂，虽然女儿平时见过父亲使用这种喷剂，可是在慌乱之中还是乱了手脚。

我拿过老大爷刚刚使用过的喷剂，一看，发现是万托林。老大爷告诉我说，自己在家没事的时候也会看一些养生保健类的书籍，一些书上面介绍说吸入激素是最有效的治疗哮喘的方法，可是由于老大爷本身就骨质疏松，而激素会加重骨质疏松。更有报道说"非典"时就曾有很多患者因为服用大量激素使得股骨头坏死，结果老大爷一看到这些报道，就更加不敢使用激素了，所以只能够选择一些具有扩张支气管功效的万托林以防万一。

我听完老大爷的叙述，对他说："我给您推荐个偏方吧，回去之后如果您每天能够坚持实施，那么哮喘的发作频率一定会大大降低的。"

老大爷听完我的话很高兴，他的女儿也非常开心，急忙问我是什么奇特的方法，我笑了笑，说道："盐水洗鼻法。"

老大爷和他的女儿虽然对这种方法将信将疑，但是回家之后还是坚持实施了一段时间。大约过了有半年的时间，那位老大爷的女儿前来拜访，告诉我她父亲的哮喘已经明显好转了，这段时间都没有发作过，这个盐水洗鼻法疗效还真是不错。

我告诉她，盐水洗鼻法治疗哮喘是完全有科学依据的。从中医的角度讲，肺开窍于鼻，因此鼻子和肺的关系自然非常密切。

据统计，有80%以上哮喘患者会同时患有过敏性鼻炎，而过敏性鼻炎患者最后发展成为哮喘的概率为正常人的5倍左右。有很多过敏性鼻炎是伴随着哮喘的，这类患者服用治疗鼻炎的药物之后，不仅可以有效控制鼻炎，而且连哮喘的发作概率也大大降低了，因此我们可以看出，治疗鼻炎与哮喘的原理完全是相通的。

虽然过敏性鼻炎会导致哮喘的原因现在还存在一定争议，但是医学界能够认同的是哮喘病是鼻腔内部产生的疾患，进而对气管产生刺激所致。当然，这也有可能是鼻腔中存在哮喘病产生区，鼻腔出现炎症，则神经受刺激，气管收缩痉挛，引发哮喘；也有可能是过敏性鼻炎发作时鼻腔中充满鼻涕，使得通气受阻，这个时候我们会不自觉地张口呼吸，空气还没有过滤就直接进入口腔和肺脏，污染物、过敏源也会趁机刺激气管，从而引发哮喘；还有可能是鼻腔当中的炎性物质被吸入或流入血管中等，这些都有可能引发气管过敏，导致哮喘。

我们经常用温盐水清洗鼻腔，可以及时洗刷鼻腔中的鼻涕和炎性物质、过敏源等，而且这种方法与治疗过敏性鼻炎的方法相同，都能够有效预防哮喘，使哮喘的发作次数减少，最难能可贵的是对患者生命健康的威胁非常小。

治疗耳鸣，可以双耳鼓气

王奶奶今年快 90 岁了，身体还算硬朗，就是耳朵越来越背，有的时候我和她打招呼，如果声音小了，她是根本听不到的。

有一次，王奶奶来到我的诊所找我看病，让我给她好好看看耳朵，说再不看自己真的要成聋子了。王奶奶告诉我，现在她几乎什么声音都听不到了，有的时候别人很大声地朝她嚷嚷，她也只能听出个大概。

王奶奶说完叹了口气，虽然人老无人怪，可是如果别人说什么话你都听不到，还是很影响日常生活的，王奶奶怎么会不难受呢！怪不得最近我发现她整天都闷闷不乐的，而且常常躲着人走，行为也开始变得古怪了。

王奶奶的儿子张罗着给她老家人买一个助听器，可是王奶奶的脾气很倔，死活不同意。我当时听了王奶奶儿子的苦衷也觉得很奇怪，问王奶奶为什么不喜欢助听器，原来在王奶奶看来，如果带上助听器，这就等于告诉大家，自己是一个聋子。

我问王奶奶这段时间有没有看过大夫，吃没吃过什么药。王奶奶告诉我说，之前去看了一次大夫，大夫给她开了一些改善耳循环的活血化瘀类药物，她大约吃了有小半个月，可是一点儿效果也没有，最后通过别人介绍，才来到我这个诊所。

我了解了王奶奶的情况之后，给她推荐了鼓气疗法。具体操作如下：用双手捏紧鼻孔，嘴巴紧闭，之后用力从鼻孔中呼气至胀满双耳，同时产生嗡嗡声，持续 1～2 秒后松开鼻孔，张口，重复上述操作数次。

王奶奶惊讶地看着我，问道："不用开些药回去吃吗？"我笑着摇了摇头，告诉她："按照我说的方法做就可以了。"

王奶奶听完我的话将信将疑地打车回家了。几个月之后，王奶奶给我打来电话，说自己每天都坚持练习，现在听力已经明显恢复了，已经基本可以听清别人讲话了，心情好多了，每天都乐呵呵的。

耳是肾之窍，鼓气疗法不仅能够对耳部进行直接的治疗，还可以补肾。老年性耳聋的诱因现在还不太明确，但是通常认为与血管硬化、循环不畅、内耳听觉细胞无法获得充分的营养，出现退化等因素有关，所以，普通的治疗方法就是改善耳部循环，促进气血循行，让营养输送至内耳听觉细胞之中，这也就是为什么之前那位大夫会给王奶奶开一些活血化瘀类药物的原因。

鼻腔和耳部相通，鼓气的时候气体会直接进入耳部，对局部进行气体按摩，从而有效改善局部循环，进而达到治疗耳聋的目的。

其实，改善局部循环也是临床上治疗耳聋的重要原则，因此鼓气法同样可以治疗耳鸣症状。

但是需要弄清楚的是，耳鸣症状可能是鼻咽癌、听神经瘤等肿瘤疾病所致，所以出现耳鸣症状的时候，我们应该及时到医院检查，排除危险因素之后再采用鼓气法。

鼓气法在平时生活中还有很好的预防作用，此偏方多被耳鸣、耳背患者应用，实际上，普通人平时也是可以经常练习鼓气的，不仅有利于促进耳部血液循环，还能够很好地预防耳鸣、耳背等。疾病的治疗虽然非常重要，但是如果不想被耳聋这一疾病困扰，我们还应该做好耳部的保健工作，预防为主，治疗为辅，特别是对于老年人而言。

飞虫入耳，几滴食用油就管用

记得有一次，一位年轻的女士带着一个四五岁的小姑娘走进诊所，刚进诊所孩子的妈妈就对我说："昨天中午我带着孩子去散步，一不留神有只小虫飞到了孩子的耳朵里，我用耳勺帮她掏，又让孩子侧低头帮她往外倒，却始终没能把虫子从耳朵里弄出来，虫子越钻越深，女儿一直喊着耳朵痛，说虫子在耳朵里动，您快帮她看看吧。"

我到诊室中拿了一小瓶食用油，之后让孩子侧着头，滴了几滴食用油在她耳朵中，我问孩子："耳朵中的小虫还动吗？"小姑娘告诉我："不动了。"我想虫子大概已经被闷死了，于是我让小姑娘将进虫的一边耳朵朝地，让死虫子逐渐流出来。果然，虫子很快就从耳朵里掉了出来。拿出虫子之后，我给孩子检查了耳朵，虫子并没有破坏她的耳膜，只是有些局部感染。我给消了毒。同时嘱咐孩子的妈妈回去之后要小心，尽量防止飞虫再进入孩子的耳朵中。

春夏季节小飞虫非常多，很容易飞进耳内。我们的耳道和软骨膜连接紧密，皮下组织少，血液循环差，保护不当就会诱发外耳道损伤、感染，导致外耳道疖肿、发炎。飞虫钻入耳内，在耳道中爬行，耳朵会觉得非常痒，之后就是坐立不安、大声哭闹，父母非常着急，想要赶紧帮孩子把耳朵里的虫子取出来，可却没想到，因为方法不当而使得虫子越爬越深。所以，当飞虫钻到耳朵中时，不能乱掏，特别是小孩的耳道、鼓膜非常娇嫩，很可能会因为受损而影响听力，甚至导致耳聋。面对飞虫飞入耳内，家长要保持冷静，千万不要慌张。

食用油的用法：在进虫一侧的耳内滴上几滴食用油，至虫子停止挣扎，用温水冲洗耳道把虫子冲出。

食用油的浓度非常高，进入外耳道之后，虫子被黏住，很快就会窒息死亡，之后侧着耳朵让虫子自己流出来或是用镊子取出。

把食用油滴入耳内不会影响听力，只要将虫子取出，将油清理干净，听力即可恢复。

我们的外耳道外侧软骨表面皮肤内有耵聍腺，可以分泌一种黄色黏稠物质，被称为耵聍，也就是我们平时所说的"耳屎"，它如同哨兵一般守卫于外耳道。这种物质遇空气干燥后会呈片状，有的像黏稠油脂。平时藏于外耳道中，有保护外耳道皮肤、黏附外来物质之功效。

耳屎积聚较多时，会导致耳痒、堵塞感，所以要掏出来，不过自己掏耳朵有个问题，如果有人用手指甲、发卡、挖耳匙甚至铁签掏耳朵，一不小心就会刺破外耳道皮肤，诱发外耳道炎、肿胀、剧痛。即使掏耳朵的时候非常小心，可如果频繁掏耳朵，也会导致隐性破损，诱发感染。通常情况下，一个月最多掏两次耳朵，孩子更应减少掏耳朵的次数，掏得太频繁，耳朵会丧失天然屏障，飞虫入耳的伤害更大。

口臭，喝点黄连水

小李最近一段时间因为口臭非常苦恼。因为口臭，小李每天至少刷三次牙，几乎用遍了各种牙膏，但是依然不见效果。就因为口臭这件事情，小李谈了好几个女朋友，最后都分手了。就这样，他特意来向我请教有没有什么治疗口臭的小偏方。

我检查之后发现小李的舌苔很黄，而他还会时不时觉得胃部有灼热感，再加上工作压力大，小李经常处于一种高度紧张的状态，饮食没有规律，造成消化功能也不好。

小李的这种情况在中医中被称为气滞、胃热。长期的精神紧张称为肝郁。中医认为，肝郁不仅会导致气滞，还会侵犯脾胃，导致脾胃不调、脾胃气滞。由于脾胃消化功能不好，腐食就会化火，从而也就形成了胃热。胃热熏蒸胃里的腐食，腐臭之气上犯于口，也就出现了口臭。

在中医学上，这一疾病的治疗原则是理气、降火。因此，我给小李开了下面这个方子，具体方法是：每日取黄连 5 克，用大约 100 毫升开水浸泡，加白糖 20 克搅拌均匀，这样就可以抵消黄连的苦味，一天分两次喝下，早晚各一次。

如果你不喜欢加糖，或者是糖尿病患者出于病情考虑不能加糖的话，那么也可以在每天泡茶的时候放入黄连 5 克一起饮用。中医认为，黄连是中药里面清胃火的主力军，清胃热、泻胃火的功效非常强大，对于治疗胃热性口臭是极其合适的。

除此之外，我还给小李开了一个辅助治疗的药方，具体方法是：将新鲜的白萝卜切丝或切片，放入榨汁机中榨汁，之后再加入开水搅拌均匀后饮用，每天两次，每次100毫升左右，可以达到理气、顺气的效果。中医认为，白萝卜对于促进肠胃蠕动有明显的效果，而且白萝卜性寒凉，治疗胃热很对症。

就这样，小李按照我开出的方子服用了大约一个月，口臭情况大为好转，自信心也提升不少，感情也顺利多了。

口腔溃疡，甘草泻心汤

记得有一次，侄女打电话到诊所，问我能不能去接她同学一下，侄女是个高中生，学校校规很严，没有家长电话，或者没有人到学校亲自接学生，坚决不允许学生迈出学校大门一步。

我当时很狐疑，为什么突然让我去学校里接个女孩儿出来，看到那个女孩儿的时候，我发现她脸上的皮肤很粗糙，有些发红，嘴角有点溃疡，一看就知道她是一个喜欢着急上火的人。我问她怎么了？她说最近这几个月口腔溃疡很厉害，总是这边好了，那边又长出来了，鼻子里也全是疱，都不敢抠，弄得她吃饭也吃不好。两边的嘴角也开始烂了，都不敢大声说话，大声笑，严重影响到了她的正常生活和学习。

我仔细看了看她的口腔，的确有好几块发红的口腔溃疡，有些中间还泛白了。我问她吃过什么药。她说，内服外敷的药用得多了，放假的时候也曾到医院看过，医生说是上火了，就开了一些维生素 B，可时间一长，口腔溃疡还会复发。

我问她是不是有什么烦心事儿，她说高中的学习压力很大，同学之间的竞争激烈，每天晚上都熬夜做数学题到子夜一点，等到凌晨五点多就又开始新一天的学习了，而且她最近又被失眠所困扰，回到家里，父母的期望比较大，还要不断地承受父母越来越重的期望，她情绪向来不稳定，再加上这重重压力，更是一肚子苦水无处诉。

我告诉她，无论是什么不顺心的事都应该发泄出来，可以找朋友倾诉，可以出去唱歌，但是千万不能把事情都憋在心中，时间久了就会生出这满嘴的疱。口腔溃疡多为心脾积热所致。说得直白一些，如同胸膛中的一团火，火不断上行，走到口腔处停下来。如果你不及时将火熄灭，嘴里的火就永远不能消，口腔溃疡自然会反复发作。

我告诉侄女的同学，想要摆脱口腔溃疡，首先要调整好自己的心态，不该管的事情不要管，学习累了就休息一会儿，合理安排自己的时间，什么时候学习，什么时候娱乐，都得安排好。

之后我为她开了一个专门治疗反复性口腔溃疡症的方剂——甘草泻心汤，构成药材：炙甘草 10 克，黄芩、干姜、半夏各 9 克，党参 10 克，大枣 3 枚，黄连 3 克，一同煎汁。

小姑娘为难起来，在学校去哪熬药啊？我想了想，反正诊所离学校也不远，我便跟她说如果诊所人不多，我每天早晚给她送到学校门卫大爷那儿，让她自己去取，小姑娘千恩万谢。

熬的时候要用清水浸泡药材半小时，之后加入 300 毫升水。熬半小时后，用小火熬 15 分钟即可，早晚各熬一次。此外，使用这个方子的时候，每天三餐之后，都要用淡盐水漱口，将口腔中的细菌杀灭，这样内外兼攻，小姑娘的口腔溃疡很快就被治愈了。

生活中，我们经常会听到一些人说"我最近上火了，嘴里都长疱了"。中医上认为，上火有更深层次的意思。人体本身有火，如果没火，生命也就即将停止了，这就是生命之火。但是火要保持在一定范围内，比如体温，应当保持在37度左右，如果火过亢，人就会难受，出现诸如红、肿、热、痛、烦等现象。比如胃火，会导致胃疼、大便干等症；肺火会导致咯血、咳嗽、黄痰等症；肝火会导致烦躁、失眠，女性会出现乳房胀痛等。

那么，口腔溃疡之类上火的"火"究竟从哪来的呢？这主要与现代人压力大，经常熬夜、吃辛辣食物等有关，口腔溃疡是现代人频繁出现的病症，多发于青壮年身上，不分季节，尤其在夏天，昼长夜短，气温升高，人们喜欢晚睡、熬夜，而且现代人喜欢吃烧烤油腻食品，导致热性体质口腔溃疡更易发生。

我给侄女同学开的药方之所以可以在短短几天内起作用，主要是因为这几味药配伍相当严谨。甘草泻心汤源于《伤寒论》，方剂之中的甘草是甘平之品，入脾胃，为中宫补剂，具有健脾胃，固中气之虚的功效，重用甘草为的是清上焦之火，缓客气之逆，益中州之虚。再加入党参、大枣，补中益气之功大增。半夏、干姜辛通气化，和胃消痞，温中散寒；黄芩、黄连苦寒，具有清热泻火，解邪热之烦之功。将上述药物配合在一起，则具有中气健运，消散寒热之功，能够治疗胃气不痞，客气不逆，还可调和升降，通达阴阳。

但是口腔溃疡是易复发的病症，半年之后，侄女告诉我那位同学中途复发过一两次，但用过我为她开的方子，吃过几剂后就治愈了。如果我们保持良好的生活习惯、作息习惯，尽量避免吃辛辣食物，适当为自己减压，口腔溃疡自然不会找上你。

鱼刺卡喉咙，用威灵仙

记得有一次家庭聚会，姐姐的小孙子小忠非常喜欢吃鱼，平时都是姐姐或姐夫帮他择鱼刺，当天大家都比较开心，闲聊之际忽视了他。一不小心小忠的喉咙就被鱼刺卡到了。

小忠被鱼刺卡得直流眼泪，我们赶忙采取措施，给他喝了醋、吞了韭菜，可都没将鱼刺带下去。之后一直拍小忠的后背，想让他将鱼刺吐出，可仍然没有效果。

后来我想到了威灵仙，取出 25 克威灵仙煎汤，让小忠服下，没多久，小忠喉咙处的鱼刺就下去了。

鱼刺卡喉咙为餐桌的常见意外，特别是小孩，发生鱼刺卡喉咙的时候，由于不懂得如何正确处理、太慌张，易使得鱼刺长时间取不出，导致喉咙或食管被刺伤，甚至刺破食管周围血管，生命安全受到威胁。有些家长认为醋能化掉鱼刺，或者用馒头或米饭让孩子把鱼刺咽下去，但这样做的效果并不是很好。因为醋喝下去和鱼刺接触的时间有限，难以达到脱钙的效果。而吃米饭、吃馒头等，有的时候能把鱼刺压下去，不过也容易把鱼刺卡得更深，更难取出。

威灵仙的用量及做法：取威灵仙 25 克，用两碗水煎成一碗，慢慢咽下。

威灵仙能有效治疗骨鲠、鱼刺卡喉，常用其治疗风湿骨痛等"痹症"，中医认为此方有祛风除湿、通经止痛、消痰散癖之功。现代药理学研究表明，威灵仙具有降血压、降血糖、抗利尿、兴奋平滑肌之功。

用威灵仙治骨鲠实际上是利用威灵仙兴奋食道平滑肌，骨鲠之后食道平滑肌会收缩，使得骨头难下落，用过威灵仙之后，平滑肌兴奋性会提升，由收缩状态化为蠕动、松弛状态，相当于让食管局部变宽，骨头自然可下落。威灵仙治疗骨鲠最适合骨鲠在食道中下部，在食道中上部的肌肉为横纹肌，此时用威灵仙效果不佳，这时应当通过哈气、含漱之法排出鱼刺。

孩子出现鱼刺卡喉时，要立即停止饮食，把口内的食物吐出来，不能咽口水，之后用力哈气，把卡在喉咙或食道上的鱼刺"哈"出来。或者含一口水，之后仰着头含漱喉咙，利用水在喉咙内的震动松动与刺激，之后吐出。年纪小的孩子可能无法按上述方法操作，家长可以通过拍背的方法让孩子咳嗽，咳出鱼刺。

孩子被鱼刺卡住喉咙的时候，家长应当冷静处理，引导孩子哈气、干咳、含漱喉咙，进而排出鱼刺，若一时不能将鱼刺排出，则应当停止饮水、进食，通过威灵仙水慢慢咽下鱼刺，通常半小时内咽一碗。若采取上述方法都不能将鱼刺取出，或者胸骨后背痛，则说明鱼刺卡得较深，或者伤到了食道，此时要及时将孩子送到医院进行治疗，以免延误病情。

牙痛，可以用花椒白酒漱漱口

同一个小区的老王和我关系非常好，他在城里找了一份保安的工作，由于经常需要熬夜，晚上没什么时间，所以这几天白天有空就找到我和我闲聊，打算和我探讨一些古代名人的生平事迹。

又过了几天，老王又来找我，右手捂住腮帮子，原来老王昨天晚上在吃完饭之后突然牙疼，而且非常厉害，一整晚都没有睡着觉，所以天一亮就赶紧来找我了。

我赶紧让老王坐下，找准他手上的合谷穴（将一只手拇指的横纹放到另外一只手的虎口上面，弯曲手指的时候，指端处就是合谷穴，该穴为止痛的重要穴位）用力按压，然后我去准备花椒白酒水。

花椒白酒水的具体做法是取 10 克花椒放入茶杯当中，然后倒入半杯开水，之后盖好杯盖，浸泡 5 分钟后再倒入 20 克白酒，等到水温适合的时候过滤掉里面的花椒即可。

花椒白酒水准备好后，我让老王含上一口，并且告诉他就像平时漱口那样反复含漱，就这样连续漱口大约 10 分钟之后，老王惊讶地发现自己的牙痛已经消失了。

我告诉他，回家之后一定要继续按照上面的方法含漱，每次隔 1 小时漱 1 次，共漱 3 次，结果老王按我说的方法做了，当天晚上就睡了一个安稳觉，并且之后牙痛也没有再复发过。

中医上称合谷穴为"面口合谷收"，意思就是说面部疾病是可以通过合谷穴来治疗的，所以老王一说自己牙痛，我就赶紧按摩合谷穴为其减轻疼痛。

而花椒白酒水之所以有效，主要是因为花椒。花椒味辛、温，主治风邪气，具有温中，除寒痹，坚齿明目的功效。另外，花椒具有麻醉的作用这是大家所熟知的，能够麻醉神经，缓解疼痛。除此之外，花椒还具有消炎止痛、抑制炎症反应的功效，花椒当中还有一些成分具有抑菌和杀菌的功效，特别是对于各种感染性牙病均具有一定的治疗作用。

可能你会问，既然花椒的功效已经如此全面了，为什么还要在当中添加白酒呢？其实，如果我们直接用花椒水也并不是不可以，但是白酒同样具有杀菌消毒的功效，白酒里面的乙醇还可以将花椒当中的成分充分溶解在水中，以最大限度地发挥出花椒的抗牙痛功效。

当然，在这里我需要提醒大家，有很多老年人出现的牙痛可能与心绞痛、心肌梗死等疾病有关，患者也从来没有出现过胸口不适等症状，往往会觉得牙痛、胳膊痛、咽喉痛等，这种情况上述的偏方是不适合的，应该及时到医院诊治。

我最后强调一点，牙髓炎症引发的牙痛含漱花椒白酒效果是不明显的，因为此病的病根在牙齿的内部，花椒白酒水是难以进入牙齿内部的，自然偏方的功效也就难以发挥了。

第四章

皮肤出现小病痛，也能轻松治疗

老年斑，小番茄可改善

番茄，又叫西红柿、洋柿子，营养丰富，风味独特，生食、煮食，制成番茄酱后食用均可。生番茄中维生素 C 含量丰富；熟番茄中抗氧化物含量丰富，而维生素 C、抗氧化物均具有美容保健之功。因此，烹饪方法不同，番茄的保健功效虽迥异，却也能够看出其保健之功有多强。

对于女性来说，无论处于什么年龄，爱美之心还是有的，但是女性一过绝经期，脸上就会长出色斑，利用西红柿就能够改善这种现象。

将西红柿切成片状，然后放到出现色斑的地方。也可以将纱布或面膜纸用番茄汁浸泡之后外敷，每个星期做 1 ~ 2 次，连续做几个月就能够看到效果。

此外，番茄红素还是一种功效非常强的抗氧化剂，有强烈清除人体自由基之功，其抗氧化能力对于骨质疏松有一定的防治能力。原因很简单，人体中的氧化应激反应对骨细胞的生长会产生抑制，进而诱发骨细胞死亡，番茄红素却将此过程打破，因而能够控制骨质疏松症。

绝经后的女性非常容易诱发骨质疏松症，如果每天增加熟番茄的摄入量，就能够很好地扭转这种现象，坚持食用一周，就能够明显改善。

番茄红素的抗癌功效也是不容忽视的，国内外的很多研究表明，食道管癌、胃癌等癌症诱发的概率同番茄或其他制品摄入量、血清番茄红素水平等呈负相关。

但是，番茄红素为脂溶性营养素，不溶于水，因此，仅仅食用生番茄是不能获得大量番茄红素的，可以将鲜番茄用植物油烹调之后再食用，使得番茄红素充分溶解在植物油中。

番茄的烹调方法非常多，大家可以根据自己的喜好选择适当的烹调方法，如番茄炒蛋、番茄烩牛肉、番茄虾仁等。

可能有人会说，天天吃番茄不腻啊？能不能每隔几天吃一次呢？当然可以，每天食用一种食物不但会腻，而且会导致营养单一。

尤其是对于30岁过后的女性来说，每天使用"番茄面膜"，并配合番茄菜肴，气色就会变好。对于那些经受老年斑困扰、摧残的女性来说，番茄更是不二的选择，外敷祛斑，内服清除自由基，进而淡化色斑，内外呼应，斑点自然会减少，女人容光焕发也就不成问题了。

脚气，花椒盐水泡一泡

现如今，脚气、脚痒一直困扰着很多人的生活。我朋友当中就有这样一个人。他生活在南方，是一个非常能干的人，他家中有好几亩水田，每天干活的时候脚就会泡在水田中，时间一长，就患上了脚气。我这位朋友用了很多的西药，都没有什么效果，脚气反复感染，反复发作，难以根治。

就在前不久，这位朋友来找我，我俩闲聊之间他说起了自己的苦闷事儿，我听完之后，宽慰道："你先不要担心，我这边有一个偏方，回去之后你按照我说的方法试一试，也许可以根治你的脚气。"

我这位朋友听到我说有偏方，非常激动，忙问我是什么偏方。我告诉他，方法很简单，就是花椒盐水泡脚法。

具体做法为：取花椒 10 克，盐 20 克，倒入适量的清水中煮沸，然后开小火继续煮 15 分钟，等到水温适宜之后倒入洗脚盆中就可以泡脚了，每天晚上泡洗 20 分钟左右，持续泡洗一个星期即可。这里我需要特别提醒大家的是，在烫洗过后记得不要再用清水冲洗。

我这位朋友把我说的非常详细地记录在纸上，回家之后他就按照我教给他的方法，每天晚上坚持用花椒盐水泡脚。仅仅过了一个星期，他就给我打来电话，告诉我他的脚气和脚臭都消失了，现在已经过去了两个月，他的脚气再没有发作过。

花椒性温，具有温中散寒、除湿、止痛、杀虫等功效，对于人体阳气的生发有非常好的帮助。所以，用花椒水泡脚就可以杀灭脚上的细菌和真菌等，从而达到治脚气的目的。

我们之所以要在花椒水中添加食盐，是因为食盐也具有杀菌的功效，将食盐与花椒同用，杀菌功效变得更加强大，能够更好地治疗脚气。

而且，我们用泡脚的方法远远要比涂抹药水或者药膏的方法好很多，因为泡脚的过程中，我们的整个脚面都会浸泡在溶液之中，而涂抹药水和药膏仅仅只能够消灭脚上患处的细菌，杀菌不彻底是脚气反复发作的主要原因之一。

当然，我需要提醒大家注意的是，虽然这种泡脚的方法行之有效，但是我们一定要坚持不懈才可以，"三天打鱼，两天晒网"的做法是不可取的，想要彻底杀灭脚上的致病菌，就必须坚持，这也是正确的做法。

另外，由于我的那位朋友是因为两只脚常年受到湿邪的侵害而引发的脚气，在治愈之后，为了更好地预防脚气的复发，一定要注意保持脚部的干燥，建议大家可以在鞋的外面套上一层防水布，避免水分流入鞋中。

虽然对于我们大多数人而言，鞋子进水的概率是比较小的，但是很多人却还是会出现鞋子没有晒干就拿起来穿的情况，这样做不仅容易引发脚气，还容易患脚风湿等，因此我们要尽量避免。

被烫了，试试冰水浓糖浆

在生活中，尤其是很多女性，总会遇到多多少少的烫伤，烧饭的时候，被油烫伤；沏茶的时候，被热水烫伤，这些都是不可避免的事情。女性们往往在这个时候都会显得很慌乱，然后盲目地去医院包扎，最后医药费没少花，还拿回来一些不相关的药物。

其实，你的家里只要有冰箱和白糖，就可以很轻松地解决烫伤的问题。

首先取一个盆子和一瓶冰水，然后将冰水倒在盆子里，将自己的胳膊放进冰水中，浸泡几分钟之后，你就会发觉自己的胳膊没有那么疼了，然后这样浸泡半个小时。

半个小时之后，将胳膊从冰水里拿出来，然后倒出一两白糖，放在一个小碗中，再往里面倒入30毫升的冰水，这样就可以调成浓浓的糖浆，拿出几个棉签，将浓糖浆轻轻地涂在被烫伤的地方，用纱布固定好。但是一定要注意的是，隔几个小时就要按照上面的方法换一次药。

有些女性担心这样的方法会留下难看的疤痕。实际上，会不会留疤和治疗并无直接关系。一般普通的烫伤是不会伤及真皮皮肤的，受到损伤的也只是表面的皮肤，只有在真皮细胞受损时才容易留下疤痕。

这样的治疗时间也不是很长，轻微的烫伤只需要三天就可以痊愈了。

并且这种冷疗法很早之前就被发现了，通过冰水刺激，能够将伤患处的血管收缩，降低该处的组织代谢，从而就会抑制炎症的发生，大大地减轻水肿症状。此外，降低皮肤的温度的主要目的是让皮肤变得麻木，这样就可以快速达到止痛的效果。

冷疗之后用浓糖浆敷，其目的是让伤口快速地愈合，这样就不会感染。因为浓糖浆浓度很高，细菌遇到浓糖浆会迅速的脱水然后死亡。并且，浓糖浆中含有很高的糖分，可以促进组织修复、生长，伤损的组织细胞就可以快速地得到营养的补充，以加速伤口愈合。

这种方法虽然简单有效，却并不适合重度烫伤的患者，重度烫伤要及时到医院就诊。一般都是在家庭中发生的小烫伤通过这样的方法来治疗。皮肤烫伤之后要第一时间进行冷却、散热，并不是要一味地寻找药膏，家中没有冰水，也可以用现打的冷水或者自来水冲洗降温，这样就可以将烫伤部分的局部热量带走，进而达到降温的目的。

最后，要提醒广大的烫伤患者，即便是这样的小烫伤也不能不重视，不做处理的话，那么被烫伤的部位就会很快跟空气中的细菌接触，感染，出现水疱、脓肿等，这时候再不治疗就不是浓糖浆可以解决的了，所以再小的烫伤也要及时处理才能避免感染、留疤。

青春痘，小白果治疗功效佳

很多女孩子在青春期的时候为青春痘苦恼不休，原因很简单，本应水嫩光鲜的脸蛋却被青春痘弄得"面目全非"，谁心情好得了？

青春期的女孩儿大都会考虑到当时的"颜面"问题，于是用手"挤痘痘"的现象也就非常普遍了，岂不知，"挤痘痘"的行为为"痘印"埋下了隐患。

青春痘学名痤疮，多发生在脸上、前胸、后背等皮脂腺丰富，并且出油量较大的部位，表现为：黑头、丘疹、脓疮、结节、囊肿等。

光是痘痘还好说点，可是再加上黑头和脓疮可真就是要了爱美女性的命了。很多年轻女性因为青春痘的困扰在生活和工作中丧失了信心，各种药物化妆品、纯药物用尽也不见好转。激素类药物效果虽然较好，但是停药后容易反复，甚至加重面部问题。

有没有一种既简便，又不会对皮肤产生伤害，同时能够解决"青春痘"麻烦的方法呢？有，白果治疗法。

我们可以将白果切开后去掉外壳，晚上临睡前先用温水清洗面部，然后边搓边将用过的部分削去，再用新鲜的一面继续搓，等到第二天早上洗过脸之后可以涂抹一些具有滋润功效的护肤品，持续 1 ～ 2 个星期即可。

还可以将白果压碎，然后放在 70% 的酒精里面浸泡一个星期，过滤取出，涂抹在患处，每天涂 2 ～ 3 次。

白果实际上就是银杏，被称作植物活化石，是人们喜爱的滋补品，对治疗平喘、咳嗽、有痰等症均有一定效果，但是知道白果可以治疗青春痘的人却并不多。

其实，在古代就已经有人发现了白果杀菌消毒的功效。《本草纲目》中有这样的记载："头面癣疮，用生白果任切断，频频搽患部，直至病愈。"由此我们也能看出白果治疗癣疮的功效。

白果中含有一种叫作白果酸的物质，能够将引起痤疮的短棒菌苗、葡萄球菌等抑制或消灭。此外，白果内酯具有抑制炎症反应之功，所以，白果对于细菌引起的痤疮具有一定的疗效。

但是要注意，白果微毒，可能会对皮肤黏膜产生刺激，因此，要将白果先放到耳后皮肤上进行测试，没有异常反应再涂抹在面部及痤疮患处。如果配合白果粥，内服外治，效果更佳；也可以在白果粥中加入薏苡仁，因为薏苡仁具有利水渗湿、清热排脓、消炎止痛之功。这款粥非常适合发炎红肿的痤疮患者食用。再者，由于白果微毒，所以每日白果摄入量不能超过 10 颗，以免引发中毒。

黑头（粉刺），穴位按摩即可消

黑头也叫黑头粉刺，是开放性粉刺（堵塞毛孔的皮脂表层直接暴露在外，和空气、空气里的尘埃接触），为皮肤油脂在空气里的氧化导致的。黑头粉刺多出现在青春期的青少年身上，容易出现在面部、前胸、后背，特别是鼻子处的小黑头非常多，其特征为显著扩大毛孔里的黑点，挤出后形似小虫，顶端发黑。

鼻头及其周围常常会分泌很多油脂，这些油脂会硬化，经过氧化之后变成黑头。黑头为净白肌肤的天敌，所以，很多女性都为自己鼻子上难缠的黑头而烦恼着。即使面部肌肤洁白无瑕，脸上有些黑头也会影响美观。试想，如果鼻子上满是黑头，还泛着油光，怎么会好看呢？因此，多数女性在面对黑头的时候都会想办法去解决它。

一次，外甥女一进门我就看到了她鼻头上的红肿，仔细询问才得知，外甥女的鼻子上长了黑头，为了挤出黑头，她费了不少力气，虽然挤出了一些白色分泌物，可没想到毛孔越来越大，每挤一次，鼻子就会红一次，而鼻子每红一次，毛孔就会再大一些。于是我给外甥女推荐了一个简单的去黑头的方法，按摩阴陵泉、足三里两个穴位。

鼻头问题多因脾胃所致，《黄帝内经》之中有云："脾热病者，鼻先赤。"从五行上来看，脾胃属土，五方中与之对应的是中央，鼻为面的中央，因此，鼻为脾胃的外候。脾土怕湿，湿热过盛，鼻子就会有反应。和脾土相对的是长夏，因此，夏季时黑头会更加严重。

除脾湿的最佳方法就是刺激阴陵泉穴、足三里穴，阴陵泉为脾经之合穴，从脚趾出发的脾经经气从这儿向内渗入，能够健脾除湿。它位于膝盖下方，沿着小腿内侧向上捋，向内转弯的凹陷处即为阴陵泉穴。每天按摩此穴，没有时间拘束，空闲时就能做，但是一天要保证按揉10分钟以上。若体内有脾湿，最开始按摩的时候会很痛，不过坚持按摩，疼痛就会逐渐减轻，说明脾湿在好转。

足三里为治疗脾胃病的重要穴位，想化脾湿也不能少了这个穴位。最佳的刺激方法就是艾灸，每天晚上临睡前按揉两侧阴陵泉穴，用艾灸条艾灸足三里 3 ~ 5 分钟。为了提升刺激阴陵泉穴、足三里穴的效果，患者饮食、日常上的保养都要得当。

尽量少吃些甜食，特别是糕点类、冰激凌等，因为甜食会加重脾湿，可以取适量大米、薏苡米熬粥。

日常的护理过程也要得当：

第一步，用温水清洗鼻子，之后用少许洗面奶轻轻洗掉鼻子表面的污垢，最后用清水清洗干净。

第二步，取适量洗面奶按摩，进行深层鼻部清洗，时间久点没关系，不过洗面奶一定要柔和，没有过敏反应，也不能是强碱性，要注意，千万不能用香皂、硫黄皂之类的油脂性皂类。

第三步，清洗干净之后最好用干净的毛巾将其擦拭干净。

第四步，将吸油面膜涂在鼻子上面，这个面膜呈乳状，有面霜的软度，抹在鼻子上进行按摩。抹一会儿就干了，干了之后不要洗，粉色膜干时会变成白色，你就会发现鼻部的油被吸了出来。

第五步，涂抹收缩水收缩毛孔，注意，选择酒精含量低的收缩水。

虽然这些方法的效果不是特别显著，却是治本之法，一定要坚持不懈。

蚊虫叮咬肿、痒，用大蒜汁可治

一天晚上，我下楼去遛弯，刚巧小区绿化带旁的长椅上坐着一些熟人，我便凑了上去，当时正值夏季，绿化带旁蚊虫很多，身旁有个孩子的身上被蚊子咬了很多疱，一个个都肿了起来，痛痒难耐的孩子哇哇大哭，孩子的奶奶在一旁哄着他。

我对孩子的奶奶说："您先带着孩子回家，回去之后弄些大蒜汁抹在孩子身上被叮咬的地方，家里要是有薄荷牙膏涂上点也可以。"

孩子被蚊虫叮咬之后可能会出现皮炎。夏季很容易被蚊虫叮咬，当孩子被蚊虫叮咬之后应当避免过分抓挠，家长需督促孩子勤洗手，剪掉孩子的指甲，防止孩子抓挠叮咬的地方感染，若叮咬部位显著水肿、出现水泡或感染，应当及时带着孩子去医院止痒、消肿，防止贻误病情。若情况不严重，在家自行替孩子进行护理治疗即可。

蚊虫叮咬时，蚊子口器内会分泌一种有机酸——蚁酸，其化学成分为甲酸，可利用酸碱中和反应治疗。

大蒜汁的用量及做法：将切片的大蒜在被蚊虫叮咬之处反复擦一分钟。

薄荷牙膏的用法：直接将薄荷牙膏涂抹在被蚊虫叮咬的地方。

大蒜汁可显著止痛、去痒、消炎等，即使被咬的地方已经成大包、发炎溃烂，也可涂抹大蒜，通常连续擦 12 小时就能消炎去肿，溃烂伤口 24 小时就能痊愈。大蒜不但能消除蚊虫叮咬后出现的红肿，其强烈的气味还能赶走蚊虫，不过不能擦得太多，防止伤害孩子稚嫩的皮肤。还要注意一点，大蒜刺激性较大，皮肤敏感的孩子要慎用。

薄荷牙膏中含薄荷成分，薄荷中含薄荷脑，薄荷脑有止痒、微弱的局麻、对抗刺激之功，涂在局部由于刺激神经会引起凉感，同时抑制痛觉神经，清凉止痒，进而缓解疼痛。

预防孩子被蚊虫叮咬，应当注意室内的清洁卫生，以免蚊虫在屋内大量繁衍。开窗的时候用纱窗做屏障，防止蚊虫飞入。在暖气罩、卫生间角落等死角定期喷洒杀虫剂，孩子在的时候不能喷洒，喷洒过后应当注意通风。

孩子睡觉时，为了让孩子睡得更踏实，要给孩子的床上装个透气性较好的蚊帐，可以插上电蚊香，蚊香不能离孩子太近，还可在孩子身上涂些驱蚊剂，临睡前给孩子洗澡之后在他的肌肤上涂些花露水，有一定的驱散蚊虫之功。

在孩子的患处涂些浓肥皂可迅速止痒，或是用淡氨水治疗。家中要是有红霉素眼膏、绿药膏，也能给孩子涂抹，不过要注意避开孩子的眼口鼻处。

蚊子最爱叮咬弱酸性体质的人群，平时可增加碱性食物的摄入，如胡萝卜、芹菜、黑木耳、土豆、杏仁、葡萄、樱桃等，体质和血液为微碱性，这样孩子就不容易被叮咬了。

一般情况下，蚊虫叮咬后处理要点是止痒，可以给孩子的患处涂些虫咬水、止痒清凉外涂药，如果孩子被蚊虫叮咬的症状较重或被感染，应当在医生指导下吃些抗炎药，并对其局部进行消毒，适量涂些红霉素软膏。

冻疮，大蒜可预防

北方的冬天是很冷的，尤其是在我小的时候，家庭条件不好，冬天的时候耳朵常常被冻坏，流水、流血，到最后凝成硬硬的血痂。

每年到了冬天我耳朵上都会长满冻疮，妈妈非常心疼，后来爷爷打听到一个偏方——独头蒜擦耳。就是这个偏方将我耳朵的冻疮彻底治愈了。

冻疮是在冬季寒冷、潮湿的刺激下，受冻之后毛细血管受损，导致血管瘀血，血浆渗出，诱发局部水肿、水泡，出现组织坏死。治疗的过程中应当加强易冻疮处的血液循环。

抹大蒜的用量及做法：取独头蒜（紫皮的效果更好）1个，剥掉蒜皮之后将其捣烂，放到太阳底下晒热，之后在容易发生冻疮处进行反复揉擦，每天揉擦 4 ~ 5 次，连续擦上 4 ~ 5 天。

大蒜有散瘀消肿、祛风邪、杀毒气、祛风湿、健脾胃之功。现代研究证明，大蒜可抑制动脉硬化、扩张血管，促进血液循环，降低血小板浓度。而这些功能刚好可以针对导致冻疮的毛细血管瘀血，达到疏导的目的，还可有效保障受冻后的毛细血管供血，从根本上解决冻疮问题。

大蒜中富含硒元素，它是某种过氧化酶的构成成分，它的抗氧化能力非常高，对细胞有防护之功，可减少受冻和毛细血管损伤。并且，大蒜中的大蒜素已被证明可显著提升人体细胞的免疫功能，其所含的硫化物有非常好的抗菌消炎之功，能抑制、杀灭多种细菌和真菌。这样一来，即使冻疮后破裂溃烂，通过大蒜泥的处理也可形成保护膜，进而防止伤口感染。

用蒜泥揉擦受冻疮的地方时可能会发红发痒，不过这都是正常现象。有时会长出水泡，可取消毒针将其挑破。

虽然冻疮并不是什么大病，可如果孩子患上此病还是有些麻烦的，孩子本身也很痛苦。日常生活中，加强预防是非常重要的。天冷时，应当做好防寒保暖，外出的时候给孩子戴好口罩、耳罩、手套等，但是要注意不能太紧，否则会影响到孩子体内正常的血液循环，最好给孩子用冷热水交替来洗脸，进而改善孩子的面部血液循环，提升孩子身体的抗寒能力，防止冻疮的发生。

我所出现的冻疮为后天因素所致，但是有些孩子出现的冻疮和他的体质和皮肤特点、生活环境有关，不过均可以采用此法缓解冻疮之苦。

扁平疣，蒜瓣 + 蒲公英

扁平疣为一种常见疾病，一般长在手背、手臂上面，是一种人类乳头瘤病毒导致的皮肤病变。表面扁平、平滑，没有任何不适症，多出现在青少年人群之中。呈现出慢性病变过程，是一种良性疾病，能够被治愈，危害不大。

一天中午，诊所里的人还不多，突然走进来一个年轻的女士，二十三四岁的模样，长发遮住了半边脸，我正诧异她为何会这副打扮，那位女士便开了口："医生，您帮我看看吧"，她用手拨开遮住脸的那缕头发，继续说道，"我的脸都快毁容了。"我仔细看了看她脸上的斑点，告诉她："你脸上所生的是扁平疣，不要紧的，用蒜瓣就可以治。"她听到此话，又是兴奋又是怀疑和不解。

我没有理会她的表情，对她说道："你回到家后，将蒜瓣切成和扁平疣大小相同的薄片，之后用胶布将其固定在扁平疣上，每天早晚各敷一次，半月之后即可见效。"

她将信将疑，回到家中按照我的方法敷面，刚过十天，她就又来到我的诊所千恩万谢，我一看，她脸上的扁平疣已经基本消失了，她问我，究竟是什么原理使得那些恼人的斑点没了呢？

其实，原理很简单，大蒜之中含有大蒜油、大蒜素等成分，其灭菌功效非常强，具有一定的抗病毒功效。除此之外，大蒜还能够激活免疫细胞，增强人体正气，促进免疫细胞杀灭扁平疣的病毒。

但是要注意一点，大蒜具有一定的刺激性，某些人可能会对大蒜存在过敏现象，不用担心，可以用蒲公英代替大蒜。

具体做法：采摘新鲜的蒲公英，清洗干净之后在扁平疣上反复涂抹，每次擦 5 分钟，每天擦 3 次，一个星期为一疗程。蒲公英具有非常好的抗病毒能力，但是擦拭过蒲公英后不要立即清洗，应当让蒲公英的汁液在扁平疣上多停留一会儿。

这两种方法的操作都非常简单，取材方便，并且疗效俱佳。面部被扁平疣"充斥"的女性朋友可以采用上述两种方法"解难"，做法简单，疗效突出。

湿疹，用老偏方来解决

湿疹多为各种复杂因素所致的一种多形性皮损，易有渗出倾向的皮肤炎症发硬，此病多复杂，有自觉症状瘙痒剧痛，并且反复。下面就来为大家介绍几种不同类型的湿疹所适合的老偏方。

一、婴儿湿疹

婴儿比较容易出湿疹，用下面这个偏方清洗就能够痊愈。

具体做法：取蛇床子、金银花、野菊花各 10 克，甘草 6 克，一同放入干净的容器中，倒入适量清水煎汁，等到药液的温度适宜后清洗婴儿的患处，每天加温后清洗两三次，每次清洗 5 ~ 10 分钟即可。

也可以将新鲜的鸡蛋煮熟后取出蛋黄，放到铁勺之中，置于火上炼油，炼好后去渣，将蛋黄油直接涂抹在患处，每天涂 1 次，通常用药之后可能会出现局部发红、渗液现象，瘙痒也会跟着减轻，涂抹 3 ~ 5 次就能够痊愈。

二、脾虚型湿疹

有些人到了夏天的时候就会感觉到食欲下降、皮肤瘙痒，其实这就是湿热症。遇到这种症状时，不要着急，为大家推荐一个治疗此症的老偏方。

具体做法：取薏苡仁、粳米各 30 克放入锅中熬成粥，之后加入适量冰糖，每天晚上代替粥来食用，连续吃上一个星期左右，瘙痒症状就能够痊愈。

脾虚型湿疹的发作较迅速，及时治疗才能防止发展成严重湿疹。如果是由于食用了鸡蛋、鱼虾等易致敏食物而出现红色丘疹、皮疹、疮疹，并且伴随着渗出液，不但要通过食疗治疗此病，更应在日常饮食中注意饮食宜忌，否则很可能会妨碍湿疹痊愈。

三、血燥型湿疹

血燥型湿疹相当于慢性湿疹，发病的时候全身燥热、异常瘙痒，发病严重的时候经常会伴随着抓痕血痂。患者通常身体消瘦，舌淡苔白，脉象沉细或缓慢。只有不断养血疏风，才可以除湿润燥。下面介绍一个治疗此类湿疹的老偏方。

具体做法：取生地 50 克，瘦猪肉 100 克，以及少许冰糖，分成两次熬汤服用，每天服用 1 次，分成两天吃完，此类湿疹基本上就能被治愈了。

鲜生地味甘苦、性大寒，具有清热生津、凉血止血之功，对于血燥症的治疗有奇效，但是要注意，生地性寒、滞，脾虚湿滞、便溏者不宜服用。

脓疱，鱼腥草 + 牛蒡子

脓疱指的是含有脓液的疱疹，为美容科中的常见疾病，也称痤疮。脓疱为大量脓细胞堆积所致，通常愈合之后会形成疤痕，主要为凹陷性疤痕。

脓疱以预防为主：要注意皮肤的卫生，勤换衣物，勤洗澡、洗手、修剪指甲；生痱子、瘙痒等症应及时治疗，防止细菌性感染。那么如果已经出现了脓疱怎么办？可以及时到医院就诊，症状较轻者，可以通过鱼腥草、牛蒡子来解决。

首先说一下鱼腥草，这是一种民间常见的凉拌菜材料，被称作"十药"，意思就是说它具有十种药的功效。

当身体某处出现脓疱需要吸出来的时候，可以将生的鱼腥草变软的叶子涂抹到脓疱上，等到脓疱开裂之后，伤口就好了。

鱼腥草有"代刀草"之称，强调的就是它的"拔脓"作用。我们可以将鱼腥草叶子清洗干净，然后用铝箔纸包起来放到小火中加热，直到叶子变黏稠即可敷用。在这里要强调一点，脓疱开裂之前不能将其强挤出来，要等到它自己出脓才可以。

再来说一下牛蒡子去脓，将 6 克左右的牛蒡子放到口中咬碎，然后敷到脓疱上，用绷带固定好，等到脓疱开裂排脓之后，也就意味着伤口基本痊愈。

牛蒡子的油性虽然很大，但是没有臭味，味微苦，入口的时候同唾液一起敷在脓疱上面疗效是非常好的。但是要提醒大家注意，痈疽已溃、脓水清洗的患者不宜使用此方剂。

采用这两种方法均可，可以视取材的便宜程度来决定，两种方法都非常安全、有效，避免使用过多的激素、消炎类药物。如果症状已经非常严重，脓液不断流出，一定要及时到医院治疗，防止症状恶化，延及其他地方的肌肤。

第五章

小儿小病痛，
要特殊对待

小儿感冒，固本培元是根本

孩子的身体娇弱，很容易受外邪侵袭，感冒发烧这种小状况更是容易发生在孩子身上，所以家长一定要多关注孩子的健康状况，让孩子正确地作息、游戏、饮食等。

记得有一次，一位母亲带着孩子来到诊所，孩子非常瘦弱，那位母亲告诉我，自己的孩子身体非常娇嫩，经常感冒，天气一变化，妈妈就会把他关在家里，以免受风寒侵袭。

孩子虽然只有四五岁，却一脸病容：面色萎黄，神情疲惫，时不时咳嗽几声，还总是擦着鼻涕。

我给孩子把了把脉，脉象细弱无力，形寒肢冷，舌质淡，舌苔薄白，咳嗽痰多。那位母亲说，孩子一年中反复感冒、咳嗽，有时还会发高烧，春季和冬季严重些，到了夏季又会好些。在幼儿园中，孩子是个出了名的病号，三天两头跑医院，无论家长怎么小心，仍然屡治屡犯。

根据这位母亲的叙述及望闻问切诊断的结果，我断定这个孩子是典型肺脾气虚型"复感儿"，长期输液吃药，严重影响了孩子的生长发育。实际上，小儿反复感冒为内外综合因素引发的儿科常见病。

孩子体内虽然阳气充足，但阴气伤缺，脏腑功能尚未健全，脾常不足，脾胃虚弱，如果喂养不当、看护不周、滥用药物，就会导致一系列运化问题，使得肺之抵御缺乏，易受外邪侵袭。病程延长难愈，正气大量损耗，更易受外邪侵袭，久而久之，形成恶性循环，越病越弱，越弱越病。

我详细地给那位母亲解释了孩子体弱多病的原因，孩子的母亲焦急地问我有没有办法帮助孩子改善体质。我嘱咐那位母亲，回去之后给孩子停药，尤其是西药，不要让孩子再吃了，否则会越吃越弱，多让孩子吃些营养丰富的食物，把孩子的身体补结实。

那位母亲问我，为什么她每年早早地给孩子穿上棉衣棉裤，到了初夏才给孩子脱掉秋衣秋裤，孩子还是会着凉？

我给孩子的母亲解释道，养育一个健康的孩子是有原则的，不能乱来，否则孩子会受很多罪。药物进入人体后，会伤害到孩子体内尚未发育好的脏腑，孩子身体的解毒功能较差，并且药物之间可能会发生反应或冲突，用药过量可能会加大副作用，导致内脏损害。

脾为后天之本，脾旺，则身体不容易受外邪侵袭，孩子的脾脏之气本就非常衰弱，运化吸收水谷能力受阻，各种疾病就会趁机找上门来。

那么应该怎么做才能为孩子补脾呢？饮食上，让孩子多吃些山药、鸡蛋、牛羊肉，适当让孩子喝点牛奶。日常生活中，应当为孩子细心调理，比如没事多带孩子出去晒太阳，进行适量运动，根据天气状况适当为孩子增减衣物。不要一味地让孩子增加衣物，以免孩子身上常常汗津津的，毛孔处在张开状态，非常容易着凉。此外，有的穴位对孩子的脾肺都非常有好处。

拿出孩子的小手，为孩子补脾土：脾土位于大拇指桡侧边缘，左手捏住孩子的手，右手指腹沿着大拇指侧边缘向着掌根的方向直推。运内八卦：内八卦位于手掌面，以掌心为圆心，掌心至中指根横纹处距离的 2/3 为半径，进行圆周按摩。按揉足三里穴：足三里位于膝盖正下方 3 寸再向外侧

1.5 寸处，用拇指或中指指腹按揉。

那位母亲按照我教给她的方法帮助孩子调理身体，一年之后，再见到这对母子的时候，孩子已经在操场上和其他小朋友玩耍，个头也高了不少。

新生儿脐炎，用云南白药敷肚脐

新生儿脐炎是断脐时或出生后处理不当，被金黄色葡萄球菌、大肠杆菌、溶血性链球菌等感染引发的。轻者除脐部出现异常外，体温、食欲都正常；重者会出现发热、吃奶少等症。

很多家长在孩子出现脐炎的时候首先想到的是买紫药水或碘酒。有的孩子出生十几天了，肚脐仍然流黄水，在上面垫块消毒纱布，不一会儿就沾上了大量黏稠的黄色分泌物。涂上些碘酒、紫药水能够消毒、拔干，可效果并不是很好。

有的家长甚至将成人口服头孢类抗生素胶囊的药粉直接倒在孩子肚脐上，这种方法是万万不可取的。因为你在尚不知道孩子是否对抗生素过敏的情况下将抗生素药粉撒到孩子身上，一旦过敏，将会引发严重后果。再说，这些药粉并非外用药，只有口服后经过肠道吸收才能见效。

实际上，新生儿出现脐炎通常是消毒处理不好，或给孩子洗澡时牵动了脐带，导致肚脐进水，感染生疮、流黄水。此时如果处理不当，脐炎会发展为脐风。何为脐风？在此简单地介绍一下，脐风即风从脐入，伤及孩子的五脏。最开始出现脐炎时，孩子会腹胀，不喜吃奶，哭声不断，如果家长发现孩子口唇青紫，手脚抽搐，痰多，甚至牙关紧闭，说明孩子已经病得非常严重，应当及时送到医院。

怀孕的时候，脐带和母体相连，孩子能够通过脐带从母体中获得营养，之后逐渐长大。孩子一出生，脐带就会断开，开始用口呼吸，获取营养，脐带变成了神阙穴。

神阙穴很容易受邪气侵袭，孩子本身抵抗力差，易着凉受风，风夹着寒气由肚脐而入，之后伤及五脏，孩子便会口唇青紫、手脚抽搐、痰多，甚至牙关紧闭，此即为脐风。孩子刚出生时五脏虚弱，因此大多数孩子患脐风后，即使痊愈身体也会很虚弱，所以保护肚脐对新生儿来说尤为重要。

想要治愈孩子的脐炎，光用紫药水是不行的，可以先给孩子涂些碘酒消毒，擦完后晾一两分钟，因为碘酒在半干时才能消毒。之后撒上一小勺云南白药粉，如果症状严重，可以放两勺，再将消过毒的纱布固定在患处，可多覆盖几层纱布。每天为孩子换1次纱布，最多不超过3次，并且注意为孩子做好保暖工作，换药期间不能给孩子洗澡，以促进脐炎痊愈。

云南白药不但能止血，还可消炎、消肿、去腐生肌。此外，云南白药还能用来治疗孩子的小外伤，磕伤、碰伤等。小的外伤可以用云南白药处理：先将孩子的伤口清理干净，如同治脐炎时那样消毒，之后在上面撒层云南白药粉，可能刚开始撒药的时候孩子觉得疼，让孩子忍一分钟就可以了，最后覆盖一层纱布，让伤口通气。通常情况下，轻伤敷一次就能够结痂，稍微重点的伤敷两次就可以了，既能够减轻孩子的痛苦，还能省去去医院的时间、金钱，可以说是一举两得。

小孩不排便，喝西瓜汁、吃红薯饼

小儿便秘指大便干燥、坚硬、不通，排便间隔在两天以上，或有便意却排不出。导致孩子出现便秘的原因通常为饮食不当，引发胃肠燥热，或是大病后体质虚弱，影响大肠传导所致。

想治愈孩子出现的便秘，应当先分清孩子出现的是实秘还是虚秘，实秘的主要症状为：大便干结，排便困难，即便勉强排便也排得较少。而且还伴随着口臭、烦躁、面红、身体发热、腹部胀痛、胃口差、口唇干燥、小便少而色黄等症。

虚秘的主要症状为：大便秘结或不干燥，常有便意却难排出，而且伴随着排便时间长、面色差、精神疲倦、浑身无力、舌色淡等症。

对于实秘的患儿，治疗时应当以清热祛火为主，适当吃些有清热祛火之功的食物、药物等，如蜂蜜甘蔗汁，每天早晚喝上一杯，因为甘蔗有滋补清热之功；蜂蜜有清热、补中、润燥之功，所以蜂蜜甘蔗汁能够治疗实热上升型便秘。这里的甘蔗汁可以用西瓜汁代替，效果是相似的。

治疗虚秘时，我经常会给孩子的父母推荐红薯饼。虚秘主要为脾胃虚弱、气血不足等原因所致，而红薯有补脾益气、宽肠通便之功，可治疗脾气虚弱型便秘；糯米味甘性温，有补中益气、养胃津之功，因此，红薯饼可以很好地治疗脾胃虚弱、气血不足而致的便秘。

红薯饼的具体烹调方法：取 250 克红薯，切成片状放到干净的容器中，隔水蒸熟，取出，捣成泥，和50克糯米粉、适量白糖、清水揉匀，将面粉分成若干小块，之后捏成小饼状，放到油锅中炸成红薯饼，外面沾些芝麻即可。

小儿发烧，分清病因，对症治疗

发烧是儿童常见病之一，从中医的角度来说，孩子属稚阴稚阳之体，身体的发育尚未完全，体内气血仍然处在充实阶段，容易受到外界伤害。而发烧会使小儿身体承受更大的伤害。所以，小儿发烧后，家长要及时找出发烧的原因，同时积极地为孩子退热。

孩子发烧的原因有很多种，依据发病原因的不同将发烧分成风寒感冒发烧、风热感冒发烧、流感发烧、内伤乳食发烧、阴虚发烧、肺胃实热六种，应当先分析发烧的原因，之后有针对性地退烧。

一、风寒发烧

导致风寒发烧的主要原因是天气寒冷时没有做好保暖工作，或是在空调房内受凉，使得寒气侵袭体内。主要症状为：怕冷、发烧不高、头痛、浑身酸痛、鼻塞、流清涕、没汗等。风寒感冒导致的发烧如果不进行正确的治疗，常常会导致部分寒邪留在体内。

对于此类患儿，我常常会嘱咐其家长为其烹调番茄牛肉汤，此汤中会添加番茄、胡萝卜、牛肉等红色食物，均有一定的温补功效，能够帮助孩子祛除体内残留的寒邪。

具体烹调方法：取适量牛肉，处理干净后切成小丁；将锅置于火上，倒入适量清水，放入牛肉，开火烧沸，牛肉软烂时捞出；洋葱清洗干净后切成丝状；胡萝卜清洗干净后切成菱形；西红柿清洗干净后切成块状；大葱清洗干净后切碎；大蒜清洗干净后拍碎；将锅置于火上，倒入适量植物油，放入葱花爆香，再放入番茄翻炒至软烂，放入牛肉块、蒜瓣，倒入适量清水，炖半小时左右；放入洋葱、胡萝卜，继续炖10分钟，调入适量盐、味精即可。

二、风热感冒发烧

导致风热感冒发烧的原因多为自然界暑湿之气入侵孩子体内。主要表现为：发烧较重、汗多、鼻塞、流浊涕、咽喉红、舌尖红。此类型发热通常出现在春夏季节。感染风热感冒后，身体中常会遗留热邪作祟。

对于此类患儿，我常常会嘱咐其父母为其烹调一道胡萝卜炒丝瓜。因为胡萝卜、丝瓜有行气、清热之功，能够祛除体内残留热邪，保持肌腠、二便通畅。

具体烹调方法：取木耳10克，胡萝卜120克，丝瓜200克，冬菜、盐各适量。将黑木耳泡发后清洗干净；胡萝卜清洗干净后切成片状；丝瓜清洗干净后去皮，切成块状；胡萝卜、木耳先放到沸水中焯一下，捞出，沥干水分；将锅置于火上，油热后，下冬菜爆香，放入丝瓜翻炒至变软，加入胡萝卜、木耳翻炒，调入适量盐即可。

三、流感发烧

流感发烧通常为传染性细菌引发。主要症状包括：突然发高烧，头痛、浑身肌肉痛、咳嗽、疲倦，甚至呕吐、拉肚子等。年纪稍小的孩子不知道如何表达身体的不适，常常会又哭又闹，即使不哭闹，也会显得没精打采的。流感发热容易出现在秋冬季节或春夏季节交替之时。因为季节变换时肌肤腠理之开闭、调节能力相对较差。

对于此类型患儿，我通常会嘱咐其家长用金银花、薄荷一同煮水让孩子喝下。不过有一点要强调，脾胃虚寒、气虚疮疡脓清的孩子不宜饮用，以免加重病情。

四、内伤乳食发烧

孩子脾胃娇嫩，内伤乳食发热多为孩子胡乱吃东西不消化，食物堆积于胃所致。主要症状为：孩子不愿意吃东西，又哭又闹，发烧，但不是很高。将鼻子凑到孩子的嘴边，会闻到酸腐味道，食物堆积于体内不被吸收，会释放毒素，对身体产生不良影响。因此，父母应当让孩子养成良好的饮食习惯，千万不可让孩子暴饮暴食。

对于此类患儿，我通常会嘱咐家长为孩子泡上一杯山楂茶，有健胃消食之功。

具体做法：取几片山楂放到干净的杯子中，倒入适量沸水，代替茶来饮用。

五、阴虚发烧

阴虚发烧容易出现在午后，主要症状为：手脚发热，夜间睡觉出汗，食欲下降，舌头发红，舌苔少。一般来说，身材瘦小的孩子容易出现阴虚发烧。

对于此类患儿，我通常会嘱咐其父母为其烹调一道生地粥，可以辅助治疗阴虚发烧。生地粥中的生地黄有清热凉血之功，为治疗阴虚发烧的佳品。

具体烹调方法：取生地 30 克，南沙参和麦冬各 15 克，鸡蛋 1 个，粳米 100 克，精盐少许。将生地、南沙参、麦冬、芦根、粳米分别清洗干净后放入锅中，加适量清水，开大火煮沸，之后转成小火继续煮半小时左右，倒入蛋液，调入少许精盐，继续煮 5 分钟，关火即可。每天吃 1 ~ 2 次，当成主食食用，温热食用，3 ~ 5 天为一个疗程。

六、肺胃实热

肺胃实热也会导致发烧，肺胃实热的外在表现为：体温较高、面色泛红、口渴、出汗较多、呼吸急促、不思饮食、烦躁哭闹、便秘等。治疗此类发热要从清肺热、胃热着手，比如吃些有清湿热、肺热、健脾胃之功的食物，如苦瓜、丝瓜、黄瓜等。

对于此类患儿，我经常会嘱咐其父母为其烹饪一道猪肉炒三瓜片，可以辅助治疗肺胃实热，不但有除烦去燥之功，还可滋阴生津，非常适合肺胃湿热等症的患者食用。从中医的角度讲，猪肉能治疗热病伤津、消渴瘦弱、燥咳、便秘等症；丝瓜有生津止渴、解暑除烦之功，可治疗热病口渴、身热烦躁。黄瓜、苦瓜有清热解毒之功。将几种食材搭配，健脾胃、清肺热之功更甚。

具体烹调方法：取猪肉 150 克，丝瓜 100 克，黄瓜、苦瓜各 60 克。将猪肉清洗干净后切成丝状，丝瓜、黄瓜清洗干净后去籽，对半切开，切成斜片；将锅置于火上，倒入适量植物油，油热后，放入猪肉丝炒熟；另取一炒锅，倒入适量植物油，油温上升后，放入三瓜片，炒至八分熟，加猪肉丝一同翻炒，调入适量盐、味精，翻炒均匀即可。每个星期吃两三次，

5 ～ 7 次为一疗程。

小儿咳嗽，喝点汤粥轻松解决

咳嗽是小儿常见病，孩子身体的各个脏腑、器官尚处在发育状态，对外界环境的适应能力相对较差，非常容易受外邪侵袭。如果你的孩子从出生开始体质较差，或是后天病愈后脾肺功能受损，就更容易患上咳嗽。

如果孩子出现的咳嗽是风寒所致，表现为咳嗽、痰白、质地清稀、咽喉痒、声音厚重，流清涕，怕冷，身体无汗，全身酸痛，此时就要让孩子适当吃些有散风寒、祛湿邪功效的食物，我给此类孩子推荐的是番茄芥菜汤。

具体烹调方法为：取 300 克芥菜，去掉杂质后清洗干净，切成小段；番茄清洗干净后去皮，切成片状；把芥菜段、番茄片、少许干紫菜一同放入锅中，加适量清水，开大火烧沸，之后转成小火继续煮半小时左右，调入少许味精、盐即可。

芥菜味辛、性温，有宣肺清痰、温中利气之功，并且它入肺、肾、胃三经，因此对消化也有很大帮助；番茄中富含维生素 A、维生素 C，可以增强人体抗病能力，帮助人体抗炎。从中医的角度讲，番茄味甘酸，性微寒，有生津止渴、健胃消食之功，可以治疗感冒导致的口渴、食欲下降等症。番茄与芥菜搭配，一个性寒、一个性热，所以此汤既不会上火也不会使得人被寒凉所伤。此外，紫菜里面富含多种微量元素，可以补充营养、提升机体抗病能力。

番茄芥菜汤微咸，有散风寒、祛湿邪之功，非常适合感染风寒感冒的孩子喝。成人喝此汤，可以抵御风寒。

如果孩子出现的是风热咳嗽，会表现出以下症状：咳嗽，痰黄而稠，咽喉痛，流浊涕，发热口渴，舌尖红，治愈此类咳嗽应当以疏风清热、宣肺止咳为主。

对于此类患儿，我经常会为其家长推荐蜜汁梨。

具体烹调方法：取 1 个鸭梨，清洗干净后削掉外皮，在靠近梨蒂处横切一刀，挖去梨核，倒入蜂蜜，之后将切下的梨蒂盖好；口朝上放到碗中，之后将碗放到蒸锅内，水沸后继续蒸 10 分钟，趁热吃。

此药膳之中，不管是梨还是蜂蜜，都有润肺止咳之功，二者搭配，可疏风清热、宣肺止咳。

如果孩子出现的是痰湿咳嗽，表现出以下症状：咳嗽痰多、色白，质地清稀，胸闷，胃口差，精神疲倦，浑身无力，舌色淡等。治疗的过程中应当以健脾行气、温化痰浊、肃降肺气为主。治疗此类咳嗽，我经常会为其家长推荐陈皮杏仁粥。

具体烹调方法：取陈皮、杏仁各适量，清洗干净；粳米适量，淘洗干净，一同放入锅中，加适量清水，熬煮至粥熟即可。

陈皮有理气健脾、燥湿化痰之功，能够治疗胸脘胀满、食少吐泻、咳嗽痰多等症；杏仁有止咳平喘、润肠通便之功。二者搭配，能够很好地治疗痰湿咳嗽。

因肺虚而出现咳嗽的孩子表现出来的主要症状为：声音不响，痰白而清稀，面色白，浑身无力，懒得动、说话，声音低，怕冷，爱出汗，舌色淡。此类咳嗽容易出现在体质较弱的孩子身上。

对于此类患儿，我通常为其家长推荐百合猪肺汤：

具体烹调方法：取猪肺半个，清洗干净后切成小块；百合 15 克，与猪肺一同放入锅中，加适量清水熬煮，调入料酒、食盐，开大火煮沸，之后转成小火继续炖一个小时。

此药膳之中，猪肺可补肺虚；百合有润肺止咳、清心安神之功，二者搭配，可疏风清热、宣肺止咳。

小儿麻疹，就找三豆解毒方

记得有一年冬天，一位女士带着孩子来我这里看病，那个孩子出现的主要症状是发烧，一开始妈妈以为孩子只是着凉，给他吃了点退烧药就去上班了。中午回家之后发现孩子躺在床上，神志模糊，一试体温，发现已经烧到了 39.5℃，赶忙带着他来我这里。

我看那孩子泪眼汪汪，外面的光线比较弱，可那个孩子一直喊着刺眼，不住地用手挡眼睛，还一直咳嗽、打喷嚏、流清鼻涕。我看到孩子畏光、眼泪汪汪的，知道孩子出现的并非单纯感冒，很可能是麻疹。

之后我让那个孩子张开嘴，看到他磨牙和脸颊处的咬痕，有个白色的东西贴在上面，果然，这个孩子患的是麻疹。

从中医的角度说，麻疹为外感时疫的毒，治疗麻疹的时候不可随意用退热药，孩子患麻疹后会连续发 3 天烧，之后出疹 3 天，退疹 3 天，由此我们也能推算出，麻疹痊愈最少需要 9 天的时间。并且，疹毒要通过长疹疙瘩释放出来，这样烧才能退。

在退烧的过程中用药，疹疙瘩就会很难发出来，此即为"疹出不畅"，邪毒淤积在体内，伤及肺脏，进而出现西医中提到的病毒性肺炎。病情严重甚至会导致邪毒攻心，引发高热不退、昏迷等。

退烧是万万不可的，解疹毒才是关键，当时正值雪天，我取出一个干净的塑料桶化了半桶雪水，之后准备红豆、绿豆、黑豆各半斤，又取了30克的生甘草。我用医用纱布将甘草包好放到雪水中煮沸，之后继续煮5分钟左右，放入准备好的豆子，开小火又煮了15分钟至豆子熟透。

然后我把豆子捞出来放到暖气上晾干，丢掉甘草，留下煮豆子的原汁。豆子上的水分被烘得差不多时，我将其再次放入原汁中浸泡两个小时左右，反复两次之后，原汁就被豆子吸收得差不多了，这个三豆解毒方也制好了。

我嘱咐孩子的母亲，把这些豆子当成零食让孩子吃，每天让他吃上三四次。煮熟的豆子不太硬，孩子容易咬碎，并且每次都可以吃上二三十颗。那个孩子连续吃了一个星期的豆子之后，疹子不但全长出来了，而且基本收完全了。出了疹子的地方留下些淡淡的疹子印儿。

很多孩子出过疹子之后都会出现疲劳、困乏、精神不振、免疫力下降等症，身体久久不能复原。不过这个孩子却没有出现上述症状。因为通过吃豆子解毒，不但解毒迅速，还能够避免伤及孩子的元气。

有的家长可能会问，通过中药为孩子解疹毒不是更快吗？其实不然，很多解毒中药都有苦寒泻下之功，孩子服用之后会出现腹泻，而吃三豆解毒方的孩子却不会出现腹泻症状。

黑豆能够解百毒、治胎热；红豆、绿豆也有此功效，用雪水煮过之后，更提升了三豆的解毒之功，放入甘草是为了避免药性过强，用于缓和药性。

还有的家长会问，如果不是雪天，没有雪水怎么办？其实用普通的水煮也是可以的，只不过药效可能会差些。

此外，三豆解毒方还能作为孩子日常保健食疗的良方。孩子身体娇弱，容易生病，一生病难免要打针吃药，各种药物残留体内不易排出，为孩子治病的同时也增加了孩子的身体负担。隔一两个月给孩子做一斤左右三豆解毒方，让孩子当成零食来吃，不但可以解毒，还能促进孩子所生疾病的痊愈。但是要注意，此方属于凉性，体质虚弱的孩子每次吃十几粒即可。

小儿呕吐，喝点生姜热牛奶

呕吐是小儿常见的临床症状，不同年龄、不同疾病都可能会导致呕吐。呕吐可能是独立症状，也可能为原发病伴随症状。单纯呕吐可能为进食过多生冷食品、腐败有毒食品等所致，属于机体进行自我保护的表现。

一天晚上，楼下的王爷爷带着孙子来我这里看病，王爷爷说，他的孙子晚上吐了很多次，所以就赶忙送孙子来到诊所。王爷爷说，自己的孙子刚满3岁，孙子平时的胃口很好，食量较大，几乎没有不喜欢吃的食物。这次呕吐也不知道是什么原因所致。

我从冰箱中拿出一盒牛奶，取100克倒入锅中，之后又切了一些生姜也放到锅中，一同熬煮至熟，让孩子喝了一半。

呕吐可能为外感犯胃、内伤饮食、蛔虫侵扰、跌打惊吓等因素所致，因为这些因素都会导致孩子的脾胃功能失调。不管是哪种原因诱发的呕吐，其共同病理变化皆为胃气升降失和。牛奶味甘、性平、微寒，可入心经、肺经和胃经，能够补虚劳、益脾胃、生津润肠，还可治疗噎嗝反胃、胃及十二指肠溃疡、便秘等。除有乳糖不耐症的孩子外，其他孩子喝牛奶既营养又益脾胃。

生姜则有温中、止吐、止泻、解毒等功效，能够治疗脾胃虚寒、食欲下降、恶心呕吐、胃气不和导致的呕吐等。研究发现，生姜可起到某些抗生素的功效，特别对沙门氏菌的效果显著。生姜还能够杀灭口腔致病菌、肠道致病菌。所以，将牛奶和生姜搭配在一起能够治疗小儿呕吐，收获良效。呕吐不过是一种症状，会出现在多种疾病中，如胃炎、蛔虫、肠梗阻等。

王爷爷的孙子自从喝了生姜牛奶后，就没再呕吐，我让王爷爷带他回家，第二天王爷爷又来到诊所，告诉我他的孙子回家后不久就睡着了。我嘱咐王爷爷再给孩子熬点生姜牛奶喝，以巩固疗效。

王爷爷的孙子出现的呕吐是胃寒引起的，所以我嘱咐王爷爷要注意做好孩子腹部的保暖工作，尽量少让孩子吃生冷食物。

除了着凉受寒，饮食不节制、甜腻食物摄入过量都很容易损伤脾胃。脾气伤，运行过程就会受阻；胃气伤，受纳就会受阻，脾胃两伤，特别是胃气受损，无法下行，进而引发上逆呕吐。《幼幼集成》里面提到："小儿呕吐，有寒有热，有伤食，然寒吐、热吐，未有不因于伤食者，其病总属于胃。"治疗这种寒吐，应当从消积、降逆、止吐着手，健脾和胃，提升脾，降胃气，这样一来，呕吐自然会消失。胃积热邪为呕吐的另一个诱因，食积化热，胃肠蕴热化火，上逆则吐，治疗的过程中应以清热泻火为主。

一句话：胃寒而致的呕吐要温补，胃热而致的呕吐要清火。生姜牛奶更适合胃寒引发的呕吐、腹泻，胃热引发的呕吐最好吃些清凉食物，如绿豆粥。伤食引发的呕吐应当吃些助消化食物，如南瓜粥。

小儿痢疾，山楂来帮忙

痢疾是孩子容易患上的病症。很多家长都有这样的体会，孩子放学回家后直喊肚子疼，还没进屋，就直奔卫生间，占着厕所不出来，好不容易出来了，没过几分钟就又钻进去，来来回回不知多少次。其实，这就是中医中提到的"里急后重"，所谓"里急"，即肚子难受，而"后重"即肛门有下坠感，一蹲下去就不想起来。

观察过孩子大便的家长还可能看到孩子大便中有血丝或脓血，如果已经到了这个地步，说明孩子出现的不仅仅是腹泻，而是痢疾。带血的为红痢，不带血而带白色黏液的为白痢，红白相见即为赤白痢。

实际上，普通腹泻与痢疾是很好区分的。出现普通腹泻的孩子在拉过之后觉得非常舒服，并且大便多是稀或水泻状，此即为寒、湿、积所致。而痢疾就不一样了，孩子拉过痢疾后，肚子更加难受，仍然想泻，可又泻不出东西，肛门处好像被什么坠下来，一直蹲在厕所中不想出来，等到起身时发现，大便中不是带着白色黏液，就是夹杂着血丝。

提起痢疾，很多家长不禁会皱起眉头，感到害怕，因为痢疾是种传染病，实际上，家长完全不用害怕，虽然痢疾发病迅速，但好得快。家长完全不用给孩子吃大量抗痢疾西药。

记得有一次，一位家长带着一个八九岁的孩子来我这里看病，那位家长告诉我，两天前的一个中午，正是星期六，孩子在家里玩得好好的，突然说自己肚子疼，然后就蹲在厕所里不起来，妈妈也没在意，想着孩子可能是吃坏东西了，闹闹肚子而已，以前也出现过这种现象。过了大概半小时后，孩子还待在卫生间里没出来，并突然大叫："妈妈，妈妈，你快过来。"叫声中带着哭腔，妈妈赶忙走到卫生间，询问孩子发生了什么事，孩子哽咽地拿起刚刚用过的卫生纸，上面沾着血迹，再看马桶里面留下的大便，也带着血样，这回妈妈也着急了，赶忙带着孩子到医院，被诊断为痢疾，大夫给孩子开了点抗痢疾药，可已经吃了两天，到现在孩子仍然在腹泻。

听完那位妈妈的叙述，我安慰她不要着急，给她开了个偏方——山楂。

具体操作为：取新鲜山楂十几个，去掉核儿后放到炒菜锅里，开小火焙干，之后炒至其略微有些糊，倒出，晾干，研磨成粉。据这位妈妈所叙述，孩子出现的是红痢。用蜂蜜将山楂粉搅拌成球状后，让孩子在空腹的情况下用温开水服下即可。如果出现的是白痢，要用白糖搅拌；出现的是赤白痢，可以用蜜砂糖搅拌。每天服两次，连续服 3 ~ 7 天即可痊愈。这种方法不但简单，而且安全有效。

那位妈妈带着孩子回家之后，按照我教给她的方法让孩子服下山楂，第二天腹泻症状就减轻了很多，继续服用两天后，痢疾症状彻底消失。痢疾和普通肠炎、腹泻不同，时间久了，病情就会加重，耽误了孩子的病情，就会引发高烧，到时候再治愈可就没那么容易了。

此外，家长还应让孩子注意卫生，饭前便后洗净双手，平时吃的新鲜果蔬也要清洗干净，特别是夏季，生冷食物种类繁多，让孩子食用的过程中更应当慎重。

小儿积食，选择肉桂牛肉汤

很多人小时候都做过这样的事情，撩起上衣，露出鼓鼓的肚皮，对着妈妈说："妈妈，看看小西瓜熟了没。"妈妈就会用手在孩子的肚皮上敲几下，听听声音，说一声"熟了，都能吃了"，孩子就会笑着跑开，大声冲着妈妈说："不让你吃。"

其实，家长们完全可以通过这种方法判断孩子是否腹胀。孩子肚子不舒服时，妈妈可以对孩子说："过来，让妈妈看看小西瓜熟了没。"之后用手指敲敲孩子的肚皮，如果敲出来的是"砰砰"声，说明孩子腹胀。

孩子出现的腹胀可分成两种情况：一种为胀寒气，一种为胀食气。前者是着凉引起的，而后者是伤食引起的。孩子着凉了就会腹胀、拉肚子，家长趴到孩子的肚子上听听，就会听到"咕噜咕噜"的声音，此时，孩子就会腹痛、怕冷、面色发白。

若是伤食引发的腹胀，孩子会出现大便酸臭、口气重，肚子里几乎没有什么声音。因为食物积累在腹中不消化，肠道蠕动的速度太慢，有的时候家长甚至能摸出孩子腹中有块状物，这就是未消化的食物。

从中医的角度讲，寒性凝滞，寒会使得腹中之气凝聚在一起，诱发腹胀、腹痛等症。驱寒气最佳的方法是热法，不过只用热是不行的，还应当通气。喝些肉桂牛肉汤即可解决孩子由于着凉而出现的腹痛。因为牛肉有驱寒之功，肉桂除了可以驱寒，还能窜走。肉桂可以在人体中到处窜走，这个过程中可行气、消除胀满。

肉桂牛肉汤的烹调方法：取适量牛肉放到锅中，按照普通方法炖煮，但是要注意，不能添加其他调味料，只能放肉桂，炖一次牛肉放 10 次左右肉桂即可。因为孩子的脾胃娇弱，肉类不易消化，因此，炖牛肉的时间应当相对长些，开锅后还应当继续炖半小时左右，出锅时添加适量盐。让孩子空腹时喝些汤，每天喝两次。孩子喝完后放个屁，打个嗝，腹胀、寒气就可被赶走。

孩子脾胃弱，对食物冷热反应敏感，吃的食物稍微冷点、凉点，孩子就会觉得脾胃不舒服，实际上，此即为气不通，即气胀。如果孩子症状较轻，有点厌食症、肚子有些胀、消化不良，家长就可以不做肉桂牛肉汤了，可再为孩子熬的粥中添加点萝卜籽，每次添加十几颗捣碎的萝卜籽即可。萝卜性凉，生吃有泻火通气之功，可孩子吃凉性食物会伤及脾胃。萝卜籽就没这个弊端，只通气不伤脾胃，并且效果非常好。

前面提到的是实胀，难治的是虚胀，这种胀并非吐的时间久、泻药服用太多而致，而是长时间积食而致的严重营养不良。

虚胀的孩子腹部胀得很满，看一眼过去，只能看到肚子，可身体却很瘦弱，孩子的精神状态也不是很好，无论吃什么食物，肚子都胀胀的，吃什么都没有滋味，这种虚胀导致的问题出现在脾上，因此，健脾才为解决虚胀的根本。

实际上，治疗腹胀并非最主要的事情，关键是要懂得如何预防腹胀，保护肚脐是最佳的方法。孩子的肚脐非常弱，为了避免肚脐着凉，家长可以买个肚兜让孩子穿上。并且孩子睡觉的时候室内温度要恒定，其他地方露着没关系，肚脐上必须给孩子盖个毯子，以免孩子的肚脐着凉，出现腹胀、腹泻、消化不良、食积等症。

小儿自汗、盗汗，常吃两款粥

孩子阳气旺盛，所以排出的汗液会相对多些，孩子在正常运动的情况下出汗是正常的；可如果孩子在安静的状态下仍然自动流汗，活动后出汗量非常大，很可能是因为有自汗症状。

盗汗会发生在孩子睡觉的时候，醒来时出汗即止，不过睡醒汗止后不仅不会觉得凉，还会觉得热。自汗和盗汗常常一同出现。从中医的角度说，出现盗汗、自汗的常见原因为：表虚不固、营卫不和、气阴两虚，可以根据导致小儿汗症原因的不同，将其分为气阴两虚型汗症、表虚不固型汗症、营卫不和型汗症三种。

一、气阴两虚汗症

外甥小的时候有盗汗的毛病，晚上睡觉时经常因为出汗湿了枕头。外甥小的时候身形消瘦，精神不振。一开始我并不知道这件事，有一次去姐姐家小住，一连几个晚上外甥都哭闹不止，无意间发现了湿漉漉的枕巾。我看了看外甥的舌头，偏红、舌苔少，于是断定他出现的是气阴两虚型汗症。

我嘱咐姐姐平时没事给外甥熬点银耳红枣乌梅粥吃，每天吃一次，吃上一两个星期就能看出效果。

从那之后，姐姐每天都给外甥熬红枣乌梅粥吃，大概两个星期之后，外甥的盗汗症状就大有改善，晚上也不怎么哭闹了。

具体烹调方法为：取适量粳米，淘洗干净后放入干净的锅中，加适量清水，放进几颗乌梅、大枣和几片泡发的银耳，熬煮至粥熟即可。

此粥中的银耳有滋阴清热之功；红枣可补益心脾，二者搭配能够很好地治疗气阴两虚型汗症。

二、表虚不固型汗症

表虚不固型汗症的主要症状为：头部出汗较多，活动后出汗更严重，平时易患感冒，面色较差，舌色淡。

对于此类患儿，我一般会为其父母推荐黄芪粳米粥，此粥有补脾益气、养胃津之功。

具体烹调方法：取黄芪 10 克，粳米 50 克。先把生黄芪放到锅中，加适量清水，开大火烧沸，再转成中火继续煮 15 分钟，过滤去渣，用其汤汁和 50 克粳米同熬成粥即可。

三、营卫不和型汗症

营卫不和型汗症以自汗为主，主要症状为：浑身出汗，怕冷怕风，疲倦，浑身无力，胃口差。

对于此类患儿，我经常会为其父母推荐太子参茯苓粥。此药膳有调和营卫护腠理之功。

具体烹调方法：取太子参 10 克，茯苓 6 克，一同放到小纱布袋内，和 5 片生姜、50 克淘洗干净的粳米一同熬粥，粥熟时加 1 个鸡蛋黄，调少量盐即可。

小儿胃寒型呕吐，生姜热牛奶

记得有一年春节回老家，我正和家里人看春节联欢晚会，突然刘叔匆匆忙忙地跑到我家，告诉我说自己的小孙子洋洋不知道怎么回事突然呕吐不止。我赶忙跟着刘叔去了他家。

原来，洋洋很喜欢吃酱牛肉，家里过年的时候刚好做了一些，切好之后摆在桌子上，酱牛肉是凉的，而且牛肉不容易消化，孩子玩一会儿就跑过去抓两片，不一会儿就吃下小半盘，这下可好，不仅晚上的煮饺子没吃成，反而呕吐不止。

我让刘叔切了点生姜，放到100克左右的牛奶里熬煮，分成两次让洋洋喝下。我嘱咐刘叔，如果孩子喝下牛奶之后没有效果，应当及时带着孩子到医院做检查，以免耽误病情。当天晚上喝过牛奶之后，洋洋没有再吐，等到第二天时已经基本痊愈。

我告诉刘叔，春节期间虽然孩子可选择的食物的种类很多，不过还是应当让孩子少吃生冷、甜腻之品，同时注意给孩子的肚子做好保暖。

小儿外感犯胃、内伤饮食、蛔虫侵扰、跌扑惊吓等，均会导致脾胃功能失调，进而诱发呕吐。不管是什么原因的呕吐，共同病理变化都属于胃气通降失和。

而胃寒型呕吐除了可能是受凉胃寒，还可能是小儿饮食无节制，吃下太多甜腻、不消化的食物，伤及脾胃所致。脾气伤则运行受影响，胃气伤则受纳受影响，脾胃两伤，特别是胃气受损，则无法下行，一定会上逆呕吐。刺痛寒吐，应当从消积、降逆、止吐着手治疗，健脾和胃，让脾气上升，胃气下降，那么呕吐自然会消失。

生姜热牛奶的用量及做法：取生姜 10 克，切碎后放到 100 克牛奶中煮熟，分成两次服下。

牛奶味甘、性平、微寒，入心经、肺经和胃经，可补虚劳、益脾胃、生津润肠，能治疗噎膈反胃、胃和十二指肠溃疡、便秘等症，对于一般人而言，牛奶不仅营养丰富，而且益脾胃；生姜有温中、止吐、止泻、解毒之功，可治疗脾胃虚寒、食欲下降、恶心呕吐、胃气不和等导致的呕吐，并且现代研究发现，生姜有某些抗生素作用，可显著抑制、杀灭沙门氏菌，还可杀灭口腔致病菌、肠道致病菌。生姜和牛奶同用能够很好地解决小儿呕吐。

如果孩子是因为胃寒而呕吐，应当想办法温补；如果孩子是因为胃热而呕吐，应当想办法清火。生姜热牛奶适合的是胃寒引发的呕吐腹泻，若是胃热型呕吐，则应当从清火着手治疗，让孩子吃点绿豆粥。

第六章

女人的身体，
要自己照顾

痛经的时候，按一按身体上的反射区

女性经期或经期前后，小腹和腰骶骨常常会疼痛难忍，甚至会虚弱，病情会随着月经周期而发作，表现出精神紧张，严重影响女性朋友的正常学习和工作。

导致痛经的原因有很多种：女性身体虚弱的时候受风寒湿邪侵袭，导致气滞血瘀，经络受阻，月经排出困难，中医上有云"不通则痛"，所以表现出行经腹痛。

痛经多发生在月经来潮或阴道出血前几小时，多表现为痉挛性绞痛，0.5～2小时之后，剧烈腹痛会转化成中等阵发性疼痛，持续12～24小时。经血外流畅之后疼痛感会逐渐消失，少数女性需要卧床休息2～3天。疼痛多发生于下腹部，重者会放射到腰骶部或股内前侧。大概有50%以上的患者伴随着胃肠道和心血管症状，表现出恶心、头晕、腹泻、头痛、疲乏等。部分患者会表现出头晕、虚脱等症。具体经络疗法如下：

一、按摩腹部中脘穴（胸骨下端与肚脐连接线中点）、气海穴（位于人体下腹部，直线连接肚脐和耻骨上方，将其分成10等分，从肚脐3/10处）、大巨穴（肚脐向下2寸，之后向左右2寸处）、关元穴（位于脐下3寸处）、大赫穴（位于下腹部，由肚脐到耻骨上方画一线，把此线分成5等分，由肚脐向下4/5左右1指宽处）、中极穴（体前正中线，脐下4寸处）

各 50 ~ 100 次，按摩的力度应当轻缓平稳，力度不能太重。

二、按压背部三焦穴（第 1 腰椎棘突下，左右旁开 2 指宽处）、肾俞穴（第 2 腰椎棘突旁开 1.5 寸处）、胞盲穴（位于人体臀部，平第 2 骶后孔，骶正中嵴旁开 3 寸处）、上髎穴（骶部，髂后上棘和中线之间，第 1 骶后孔处）、中髎穴（骶部，次髎下内方，第 3 骶后孔处）、下髎穴（骶部，中髎下内方，第 4 骶后孔处）各 50 次，力度稍微大些，至产生酸痛感即可。

三、按摩腿部血海穴和足部筑宾穴（位于人体小腿内侧，太溪穴和阴谷穴连线上，太溪穴上 5 寸，腓肠肌肌腹内下方）、三阴交穴（内踝尖上直上 3 寸处）、太溪穴（位于足内侧，内踝后方和脚跟骨筋腱间凹陷处）各 50 ~ 100 次，按摩至产生胀痛感即可。

四、掐按手部合谷穴（手背第 1、2 掌骨间，第 2 掌骨桡侧中点处）50 次，至产生酸痛感即可。

通过经络按摩的方法治疗痛经应在月经来潮以前进行，一般情况下，一个星期做 3 次，每隔 1 天做 1 次，连续做 3 个月为一疗程，共做 9 次。

经期应当做好保暖工作，防止身体受寒，同时做好经期卫生。要注意休息得当，稳定情绪，防止过喜或过忧。

妊娠期呕吐，多补充蛋白质

每一个怀孕的女人在享受即将当妈妈的喜悦的同时，也会由于怀孕期间身体激素发生明显变化导致出现一些不适的感觉，而给准妈妈们平添了非常多的烦恼，甚至会造成准妈妈过分紧张与情绪不安，这些紧张和不安对于孕妈妈和胎儿都是非常不利的。

孕妇出现不适症状其实是普遍的经历，但是，也并不是每一个孕妇都需要经历所有的不适。而且，在怀孕不同时期，不同的孕妇所出现的症状也是不同的，而且，每一个孕妇所感受到的不适也是存在明显差异的。当这些不适症状不严重的时候，我建议孕妇适当休息，以便让不适症状得到缓解，除此之外，我们还可以采取各种预防措施，以免不适症状的发生。

孕妇还可以在床边经常放一些饼干之类的简单零食。当孕妇在半夜由于呕吐感醒来的时候，可以吃一点饼干，这样可能会让自己感觉舒服一些，然后再重新入睡。即使早晨醒来的时候，孕妇也可以先吃几块饼干，等休息 20 ~ 30 分钟之后再起床。但是我需要提醒大家的是，千万不要吃得太饱，只需要稍微填填肚子就可以了。

孕妇如果觉得不舒服，还可以喝点热茶或热牛奶；或者是在热开水当中加一点柠檬。一般冷的食物、较热的食物是不容易引起恶心的。因为冷的食物气味较淡，不会刺激胃黏膜，所以孕妇在呕吐厉害的时候，一定要尽量避免进食温热的食物。

孕妇进食之后应该尽量保持安静，多休息、少运动。孕妇要多餐少食，避免吃油腻的食物，特别是辣椒等一些调味剂也尽量少吃，以免太刺激肠胃。在此期间，孕妇应该随着恶心、呕吐的程度相对减少活动量，这样才可以减轻不适的症状。

孕妇应该尽量避免吃或者是闻可能会让自己觉得恶心的食物或气味。如果孕妇觉得吃什么都会觉得恶心的话，那么心里也不要过于着急，设法吃一些能够提起自己胃口的东西，哪怕这些食物不能够让自己达到营养均衡也没关系。不管是什么东西，多少吃进去一点，总比吃一大顿最后全部吐出来要强得多。

孕妇要坚持少食多餐的原则，随时吃点零食，千万不要让自己的胃空着。因为空腹是最容易引起恶心的。而且，多吃一些富含蛋白质的清淡食物，更有利于抑制恶心。

孕妇还要避免吃高脂肪的食物，因为高脂肪的食物往往需要更长的时间才能消化。避免吃油腻、辛辣、酸味和油炸的食物，这些食物是会刺激到孕妇的，特别是刺激到已经变得非常脆弱敏感的消化系统。

有的时候喝水是可以缓解恶心症状的，但是孕妇千万不要一口气猛地喝水，这样会把胃胀得很满，胃里面就无法盛下其他防吐食物了。

如果孕妇呕吐得很频繁，还可以尝试喝一些含有葡萄糖、盐、钾的运动饮料，这样就能够帮助孕妇补充流失的电解质。

另外建议孕妇不要早晨起床之后空腹服用孕妇维生素。孕妇可以试着一边吃东西，一边服用维生素，也可以选择在晚上入睡之前服用，这样能够很大程度上减少胃部不适的发生。

妊娠期贫血，猪肝枸杞淮山汤来帮忙

对于现代人来说，"贫血"这个词已经不陌生了，比如有的人蹲下再起来的时候会觉得头晕，出现这种现象时，自己常常会疑惑："是不是贫血了？"在很多人看来，既然是贫血，吃点营养丰富的食物就可以了，到底是不是这样呢？下面就来具体介绍一下。

其实，贫血是西医里的说法，西医中提到的贫血指的是循环血液里面的红细胞数量减少到正常值以下。中医上提到的血虚为：血液量不足，或是血液营养、滋润功能减退导致的病理变化，如手脚无力、头晕、精神不振、易疲劳、面色萎黄等。

相对于贫血，中医中的血虚包括的范围较广，可以将西医中提到的贫血纳入中医的血虚症范畴。血液为人体生命活动的基础物质，包含着人体所需的一切营养物质，能够滋养全身各个脏腑组织。

血虚即血液生成不足，血液不充足，脏腑功能就会随之降低，脏腑之生理功能受影响，不但会进一步加重血虚，还会导致抵抗力一度下降，抵抗力低下，外邪、疾病就容易乘虚而入。

血虚症若未被及时调理，就会形成血虚体质，再想改善就难上加难了，需要进行长时间调理。血虚与血虚体质之间是有界限的，血虚症状较轻时，只要补充足够的营养物质，调养造血、藏血、行血的脏腑，即可促使其短时间内恢复至正常状态。

若肝血消化太过，并且未能及时补充，血虚症状就会进一步恶化，久而久之就会形成血虚体质，身体状况也越来越差，调理改善的难度较大。所以，在此提醒患者们，一旦发现自己气血不足，就要及时采取措施，以免血虚加重，对身体产生负面影响。

血虚、血虚体质都可以从患者出现的不适感、身体不适症等方面是否经常反复等进行区分。如果出现头晕眼花、心悸失眠、手脚发麻等症，补充一定量的补血食物调整身体后，症状就会得到改善，说明患者出现的仅仅是血虚症。如果这种症状持续的时间较久，进行调理后效果不明显，说明已经发展为血虚体质，应当考虑采用补血生血药物来调理身体，或是通过食疗的方法补养身体。

从血虚发展到血虚体质是个漫长的过程，所以一旦发现血虚症候就必须及时调理，防患于未然。血虚患者可以通过食疗之法进行调理，不但简单有效，还能够避免对身体产生毒副作用。

给大家推荐一款猪肝枸杞淮山汤，具体烹调方法为：取猪肝半个，枸杞子30克，淮山药半根，精盐适量；将山药去皮后清洗干净，切成片状，放到盐水中浸泡，以免发黑；猪肝清洗干净后切成片状，反复放到清水中冲洗干净，去掉里面的瘀血；枸杞子祛除杂质后清洗干净。将上述食材一同放到砂锅中，倒入适量清水，开大火煮沸，之后转成小火继续煮20分钟左右，至猪肝、山药熟烂，调入适量精盐即可。

从中医的角度说，肾精和肝血之间可以互相化生，所以，可以通过补肾来补血生血。比如，经常吃山药能够补肾生精，促进气血生化，并且山药还可健脾强胃，改善脾胃虚弱之症，脾胃为气血生化之源头，脾胃功能强健，气血自然可以不断生化。

中医上有"以形补形"之说，而猪肝与肝相似，所以有养肝补肝之功。现代医学研究证明，猪肝中含有丰富的铁、磷，为造血的必需原料，所以，适当吃猪肝能够治疗贫血；枸杞子补肝肾，不但利于滋阴补血，还可补肾生精，坚持食用能够强身健体。

说到这儿相信大家都看出来了，补血不仅仅指吃点营养的东西就可以了，食疗是否可以补血生血，关键是看所吃食物的方法、种类是否得当。除了饮食调理，生活起居也要规范。

排卵期出血，就用淫羊藿

何为排卵期出血？也就是月经中期出血，患者月经周期正常，但两次正常月经周期间隔中期（即排卵期）阴道有一次少量出血，可能会伴随着小腹疼痛。出血量通常很少，有时仅仅是白带略带红色。出血时间短，有时仅持续几小时，最长也不过两三天，虽然不是什么大病，有时候却难免尴尬。

记得有一次，外甥女突然打电话过来，她说自己的同学张黎偶尔会在非月经期排血，一开始并未放在心上，但最近两个月都发生了这种现象，张黎非常担心，外甥女问我有没有什么方法能帮她治疗，于是我让外甥女带她来诊所一趟。

推算了一下时间，张黎的病其实就是前面提到的排卵期出血，又称经间期出血。若是偶尔发生，则不用太过担心，也无须治疗。可若是反复、频繁出现，就需要提高警惕，很可能为排卵后卵泡破裂，身体中雌激素水平迅速降低，无法维持子宫内膜生长，导致子宫内膜表层溃破、脱落，发生少量出血。体内卵巢黄体形成之时，就会分泌大量雌激素和孕激素，让溃破子宫膜表层迅速修复，这样一来血也就止住了。

其实此病的调理并不困难，我给张黎开的是淫羊藿，嘱咐她回去之后每天取淫羊藿 10 ~ 15 克，清洗干净之后泡 10 分钟左右，饮服，等到水无苦味时停服，这算是一剂。从月经结束后第 9 天开始，每天饮一剂，连续一个星期为一疗程，月经后第 15 天停服。等到下个月经周期的时候重复使用，通常一个疗程即可见效。

淫羊藿可补肾阳、强筋骨、祛风湿，通常用在阳痿遗精、筋骨痿软、风湿痹痛等症。从中医的角度说，经间期出血和肾虚有关，淫羊藿为补肾之品，所以刚好对症。从现代药理学角度说，淫羊藿有类似雌激素之功。排卵期到来前，也就是月经结束后 9 天左右起服药，相当于提前服了雌激素，这样即可确保排卵后身体中的雌激素仍然保持正常水平，让子宫内膜维持生长，防止溃破、脱落导致出血。

并且，药理学研究表明，淫羊藿可调节内分泌，直接作用在高级生殖调控中枢。所以淫羊藿治疗排卵期出血，不仅符合辨证施治的治病原则，而且符合现代医理。

不过在此提醒女性朋友们注意，淫羊藿泡水可能会导致大便清稀，不用太过担心，停药之后大便就能恢复正常。此外，使用此方时，还要注意忌食辛辣等刺激性食品，规范自己的饮食起居。张黎回去之后按照我教给她的方法服用淫羊藿，排卵期出血的症状果然消失了。

真菌性阴道炎，两道药膳有效治疗

女人的阴道是非常敏感的，很容易感染上病菌。日常生活中，很多女性朋友都承受过阴道炎之苦。阴道炎主要为体外病菌感染或自身抵抗力降低，使得阴道内部细菌繁殖异常，导致阴道损害的炎症疾病。多数女性一听是炎症就会立即购买消炎药来服用，虽然消炎是必需的，可气血的补充也是必需的。

从中医的角度说，女性阴道炎为下焦湿热证、肾气不足证、气血瘀滞症，出现下焦湿热症主要为过食辛辣刺激或肥甘厚味之品所致；脾肾不足症为虚实夹杂多，诱发脾肾运化不良，致使"交通"不利，身体内积存的垃圾毒素无法被及时清理，就会产生湿热，进而诱发炎症。气血瘀滞症之根本为肝郁，从中医的角度说，肝和人的情志变化有着很大关系，肝郁则气滞，气滞则血瘀。

记得有一次，一位20岁出头的年轻女士来到诊所，她告诉我，自己到现在都还没有谈过男朋友，以为不会被妇科疾病找上，可是最近突然感到阴部瘙痒难耐，并且阴道还出现了灼热感，白带增多，觉得不对劲就赶忙到医院去检查，被确诊为霉菌性阴道炎。

很多女性认为没有性生活就不会染上阴道炎，其实不然，虽然不恰当的性行为会诱发阴道炎症，不过没有性生活的女性也可能会患上阴道炎。长时间应用广谱抗生素的女性易出现阴道细菌生长异常；喜欢穿紧身裤、不注意经期阴部卫生的女性易受外界病菌侵袭，而这些因素可能使得女性朋友患上阴道炎症。所以，即使是未婚女性也不能掉以轻心，要时刻做好阴部保健工作。

为了杜绝阴道炎，饮食上应当合理、健康，多吃些清淡食物，如冬瓜、西瓜、赤小豆等，均利于身体康复；应当忌食辛辣刺激之品，如辣椒、花椒、咖啡等；还应做到不吸烟、不饮酒，注意营养均衡，确保身体可以获得充足的营养物质，平时少吃甜腻之品，不过可以适当吃些酸性食物，如酸奶等。

下面就为女性朋友们推荐两个能有效治疗真菌性阴道炎的验方：

一、山药茱萸薏仁粥

材料：山茱萸肉 10 克，山药、薏苡仁各 5 克。

做法：取山茱萸 10 克，山药、薏苡仁各 5 克，一同放入锅中，倒入适量清水熬粥，每天吃 2 次，连续吃 2 个星期。

功效：补肾健脾、燥湿。

二、菠菜韭菜黄酒汤

材料：菠菜 60 克，韭菜 120 克，黄酒、植物油各适量。

做法：将炒锅置于火上，开大火，倒入适量植物油，之后倒入清洗干净的菠菜快炒一会儿，倒入适量清水，煮沸，最后放入清洗干净的韭菜、黄酒，煮沸 2 次即可。每天服 1 剂，服时一次性服完，同时确保一个星期一疗程。

功效：补肾止带。

孕妇失眠，可吃花生叶

记得有一次，一位孕妇在妈妈的陪同下来到诊所，只见她神情倦怠，双眼无神。我问她哪里不舒服，她说自己自从怀孕之后就一直难受。最开始的三个月经历孕吐，好不容易熬过前三个月，肚子又开始凸显，如今已经六个月，她常常觉得体力不支，睡眠状况也受到了影响，怎么睡都不舒服，有时候躺在床上实在睡不着，就靠在沙发上待一会儿。有时候好不容易睡着了，稍微有点动静就会被惊醒，这段时间宝宝常常有动静，一晚上不知道要醒多少次，长时间的睡眠不足让她看起来非常憔悴。

她告诉我，怀孕以前她的睡眠状况非常好，入睡快，而且一觉睡到大天亮，可是现在，不仅每天会醒很多次，而且常常感觉到宝宝在踢自己。

看到这位准妈妈一脸的疲惫，我安慰她说："其实，孕妈妈睡眠质量下降的诱因很多，就拿睡眠姿势来说，孕妈妈不宜采取仰或卧的睡眠姿势，要选择侧卧位，而且双腿要蜷曲，这样可以减少下腔静脉压力，确保血液顺利流通。下腔负责将子宫以下所有的静脉血液输送回心脏内，重新补给养分。这样孩子在腹中待得才舒适，夜间胎动也会减少。有的孕妈妈采用之前的仰卧姿势睡觉，影响血液循环，胎动就会变得频繁，严重影响到孕妈妈的正常睡眠。"

"再者，身体因素也会影响到孕期睡眠，随着宝宝的进一步成长，孕妈妈的腹部开始变形，体重开始增加，使得孕妈妈常常腰酸背痛，易苏醒，浑身乏力，加上这个时候的孕妈妈有些尿频，夜间多次起夜，肯定会影响到睡眠状况。还有的孕妈妈夜间小腿易抽筋、呼吸变得急促，均会影响到正常睡眠。"

听到我的解释，那位年轻的准妈妈表情有些复杂，问道："难道就没有办法改善吗？我的睡眠质量不好会不会对孩子的发育产生影响？"

我回答道："肯定会有影响，睡眠不好会使得孕妈妈体内的胰岛素含量上升，提升孕期孩子患糖尿病的概率，并且容易导致孕妇血压上升，使得分娩过程变得缓慢，对宝宝的顺利出生不利。"

准妈妈的表情有些失落："那可怎么办啊？"

我嘱咐她，回去之后尽量避免喝茶、碳酸饮料、咖啡等，尤其是咖啡，容易让人处在亢奋状态，所以晚上睡觉前一定不要喝咖啡和茶。

要保持良好的睡眠习惯，晚上睡觉前一定要关掉电视和有声音的东西，每天早睡早起，如果睡前非常清醒，可以洗个温水澡，听听轻音乐，看看书报，这样不仅有利于胎教，还有助于睡眠；早上起床后到空气清新的地方散散步。规律自己的生活习惯，这样睡眠质量就会更有保障。

要保持正确的睡眠姿势，侧卧位可以避免对孩子产生压迫，孩子也不会因为在宫内紧张而制造强烈胎动。

最后，我给她推荐了一个辅助治疗孕期失眠的方子——水煮花生叶。

具体做法：取 250 克花生叶放到锅内，加适量清水煮，水要没过花生叶，上火煎，水沸后转成小火慢煎 10 分钟，之后将煎汁放到碗内，每天早晚各服 1 次，连服 3 天，即可改善失眠症状。

临床上常用花生叶来治疗神经衰弱、夜不能寐、失眠多梦、易惊醒、头胀痛、心悸健忘、食少等症。

孕期是不宜服用助眠药的，可能会对孕妇本身，甚至胎儿产生负面影响。除了这个简单小方，还可以睡前喝一杯温牛奶，能够刺激身体胰岛素的分泌，促进睡眠。适量吃些高碳水化合物食物，如小饼干，同样能够提升睡眠质量，若是因为小腿抽筋而失眠，可以适当吃些镁、钙、维生素 B。

产后疼痛，当归生姜羊肉汤来帮忙

记得当初表嫂生完表侄女后，由于失血过多，导致产后身体非常虚弱，稍微动一下就会大汗淋漓。产后一个月，表嫂因为着凉患上了重感冒，浑身关节酸痛，差不多过一个星期之后，感冒已经痊愈，可浑身酸痛的症状仍然未得到缓解，让她觉得非常难受。

后来表嫂到医院就诊，一开始医生还以为她患的是类风湿性关节炎，进行了抽血化验，可化验的结果并没有什么异常，这让医生觉得非常疑惑，给她开了些止痛药缓解身体酸痛。

服用止痛药之后，症状有所缓解，可只要一停药，疼痛又会找上来，让表嫂苦恼不已，总不能老是被这种酸痛困扰吧？

后来我去表嫂家探望她，表嫂就将自己身体酸痛的事情告诉了我。其实刚一见到表嫂我就觉得有些不对劲儿，觉得她不怎么精神，就连说话也没什么底气，面色发黄，皮肤无光泽，之后给她把脉，脉细弱无力。我根据表嫂叙述的病情，再参照她的检查结果，心中大概有了数。表嫂患的是"产后身痛"病，俗称"产后风湿"，甚至有人称其为产后中风、产后痹。

中医认为，生产过后人体气血双亏，风寒会乘虚进入人体，阻碍经络运行，导致筋脉关节失养，进而诱发全身关节、肌肉的酸痛。可是如果从现代医学的角度看，却是很难治疗的。部分患者容易被误诊为类风湿关节炎、多发性肌炎。不过大多数情况下，检查无法察觉到异常变化，很难确诊。所以，只有从中医的角度治疗才比较可靠。我建议表姐平时做一道"加味当归生姜羊肉汤"来治疗产后身痛。

具体做法：取当归、黄芪少许，鲜羊肉 500 克，白芍药、桂枝若干，大枣 100 克。先将羊肉清洗干净，而后切成细片，和大枣一同下锅，倒入 3000 毫升清水，等到水沸后放入生姜，用纱布包裹好其他药物，放入锅中，开小火蒸煮 1 小时，之后加适量调味品调味即可，每天 1 次，连续服用 10 天。

产后身痛即产后外邪乘虚而入，使得脉络痹阻，治疗的过程中应当以益气补血、温经散寒、止痛通络为主。此药膳里面放的黄芪、羊肉、大枣都是滋补之佳品；当归、桂枝是温通血脉、补血活血之良药，配合白芍药的调和成分，非常适合女性产后服用。

不喜欢吃羊肉的朋友可以用鸡肉代替药膳中的羊肉，效果没有太大差别，而且鸡肉的口感更加鲜美，更容易被人接受。烹调的过程中可以交替使用两种肉，以免单吃某种肉类感到腻。

我回去之后，表姐一直坚持吃着我给她推荐的药膳，大概一个星期之后，表姐打电话告诉我说身上的疼痛已经缓解了很多。我让她继续服此药膳，又过了一个星期，表姐全身关节疼痛的症状就完全消失了，整个人变得更加精神，浑身更有劲了。

女人更年期，任冲二脉来帮忙

调理好任冲二脉，就相当于给"七七"的女人买了一份健康保险，这样就能够避免很多种疾病来伤害女人。

《黄帝内经》中有这样一句话，女人"七七，任脉虚，太冲脉衰少，天癸竭，地道不通，故形坏而无子也"。这句话是说，女人一到了49岁，就会任脉虚弱，冲脉衰退，维持身体月经和胎孕的物质就会供不应求，那么女性就失去了生育能力。衰老的速度也会加快，对于一个女人来说，是一件很悲哀的事情。

所以说，女人快 50 岁的时候，一般都要过几年烦恼的日子。

我家有一个邻居叫张大姐，前几年的时候去菜市场买菜，不小心摔了一跤，到医院一检查，左膝盖骨骨折了。于是就在医院里面住了半个月，腿上还多了两块钢板，同时带了四个钉子，就这样回家了。在家休息了三个月，张大姐终于可以下地走路了，于是就正常地上班了。

去年，张大姐骑着自行车又去菜市场买菜，在路上的时候不小心碰到一块石头，摔了一跤，于是右小腿又骨折了。这样一来，她又去医院里面躺了半个月，小腿上上了两块钢板，又带了 4 个钉子回家。我估计这个世界上再也找不到比她更倒霉的人了，在 3 年之间，自己的两条腿都骨折了，最要命的是，造成骨折的原因只是轻轻地摔了一跤，要是年轻人这样摔一跤，顶多是一个皮外伤，拍拍土爬起来就走了。

这件事情就告诉我们，女人在将近 50 岁的时候，是摔不起的。大多数女人在"七七"的时候都会面临绝经，绝经以后问题就跟着来了。这个时期的女人需要面临的最大问题就是骨质疏松。骨密度会以非常快的速度降低，一不留神就会出现骨质疏松的症状，意外来的时候，就很容易发生骨折，有些女性的症状表现为关节疼痛，特别是肩、颈、腰等部位。中医上是这样认为的，肾主骨，女人在"七七"的时候肾气衰弱，骨骼相应的也会非常脆弱，所以这个时期是最容易骨质疏松的。

绝经后，危害女人健康的还有另外一种疾病，这种疾病就是心脏病。年纪越大，女人患心脏病的概率就会越高。《黄帝内经》中这样写道"诸邪之在于心者，皆在于心之包络"，这句话的意思是，外邪侵犯心脏的时候，首先就会侵犯心包。心脏发生的疾病大多数都是因为心经和心包经出现了严重的问题。而这些经脉的气血流通是任冲二脉所控制的。

此外，"七七"的女人每次遇到地道不通的时候，就会出现失眠、焦虑、神经过敏、抑郁等病症。造成这些病症的原因，就是任冲二脉处于血虚的状态。因此，适当地调理自己的任冲二脉，对于一个女人来说，是一项必修的课程。

在经络学上，按摩公孙穴、列缺穴都可以起到调节任冲二脉的功效。公孙穴是八脉中见所交汇的穴位，通于冲脉。因此按摩公孙穴，可以起到宁心安神、补中益气的作用，同时还可以防治冲脉疾病。公孙穴位于第一跖骨基底部的前下方，赤白肉际。用手指沿脚拇指向足跟方向走，经过的第一个突出的地方，有一个向下的凹槽，用拇指轻轻地按摩，就会有酸痛的感觉。

列缺穴也是处于八脉交会位置的一个穴位，通于任脉。经常按摩列缺穴就可以起到调理任脉的作用，因此就可以起到治疗头痛、齿痛、项强等头项疾病的作用。在取这个穴位的时候，患者应该正坐或仰卧，稍微曲肘，将侧腕的掌心相对，列缺穴的位置是手腕内侧（大拇指侧下），也就是能准确地感觉到脉搏跳动的地方。用拇指轻轻地按揉列缺穴，会有一些酸痛的感觉。

俗话说"十指连心"，我们的每一个手指都是有经络的，并且通过四肢和心紧紧地相连。通过活动自己的手指，就可以起到通经活血的作用。若是女人的心脏功能不是很好，可以经常用手指来敲击桌面，这样就可以起到强心健体的作用。

因此，将任冲二脉调理好，那么就相当于为"七七"的女人上了一份健康的保险，让女人免受更多疾病的伤害。"七七"的女人，可以说人生已经过去了一大半，一生中也经历了各种风风雨雨，性格的棱棱角角已经被岁月无情地磨成了圆圈，只剩下了一副平和的心态，这样的女人会平静地面对自己的未来。俗话说，"养生贵在养心"，只有自己的身心愉悦、心胸豁达，才可以让自己的青春更加持久。

首先，饮食上要多吃一些素菜，少量多餐。女人在 50 岁的时候脾胃的功能也渐渐地弱了。运化能力比较强的时候，清者就会化生成为气血，浊者就随着新陈代谢排出体外了。运化能力比较弱的时候，代谢的东西就排不出去，那么就会慢慢地开始发胖，逐渐地衰老。

那应该怎么办呢？这就需要早上和午餐都吃得丰盛一点儿，晚上尽量吃一些清淡的食物。因为人和自然界是合二为一的整体，早上和中午，尽管自身的消化功能非常弱，还是可以借助自然界的阳气来增强运转。晚上，女人要是吃得稍微多一点儿，自然界的阳气就帮不了身体的运作，自身的消化功能又是非常弱的，代谢的多余的东西就会在身体中囤积。一旦女人的血脂和血压都升高了，那么就很难调治了。

怎么讲呢？就好比说一个人年轻的时候，血管中的血液就像是清水，等你跑完了一百米以后，回来睡一觉，第二天又轻松了不少，这是因为你在睡觉的时候，血液把身体中所有的毛细血管都走到了。随着年龄越来越大，若是在饮食结构上不加以注意的话，血管中的清水就会逐渐地变成黄河水。血脂高的人，血管的内壁上有一层油脂，这种情况，女人到了 50 岁左右的时候就会有感觉了，睡觉和不睡觉也没有很大的差别，有时候睡了一觉，比不睡觉还要累，造成这种状态的原因就是血液的黏稠度太大了，很多的毛细血管得不到足够的血液，这样的情况与平时的饮食有很大的联系。

其次，女人一定要多运动。有句话说得好，"生命在于运动"，"七七"后的女人的调节能力非常差，骨骼也会变得非常脆弱，身体没有办法承受很大的运动量，而游泳、散步、太极拳、五禽戏这些运动是比较适合这个时期的女人的。运动量不能够太大，身体稍微地出一些汗就可以了，关键是要长期坚持，不能够半途而废或者是三天打鱼两天晒网。

另外，女人还要有自己的一些小爱好。这个年纪的女人大都已经开始退休了，但是老公依然在上班，孩子已经成年了，有自己的生活或者空间，一个人待得时间长了很容易就变得很孤单，就会出现抑郁的情绪。这时候女性们可以多参加一些集体活动，像是插花、做菜、跳舞、读书看报等，经常动动手指和大脑，这样就能找到很多的乐趣，从而保持身体的活力，陶冶情操。

很多女人都很恐惧衰老，这似乎是一种天性。年纪越大，就越不敢看以前的照片。有人说：20岁的女人是娇艳的百合，30岁的女人是妩媚的芙蓉，40岁的女人是雍容的牡丹，那么50岁的女人是什么呢？我想她们有优雅的气质，淡定的步伐，这才是最迷人的。日虽过午，夕阳尚远，50岁的女人要学会自身的养生，保持自己身体中任冲二脉气血畅通，这样健康才会是长久的。

宫颈糜烂，食疗有方

一听到"宫颈糜烂"四个字，很多女性朋友会有些担惊受怕，其实不用太过担心，这是常见的妇科疾病。此病对女性健康的影响有些大，并且治疗的时候耗时、费力，难以彻底被治愈，所以，子宫糜烂的女性面对此症时应当注意防治结合。

女性受到体内炎症分泌物刺激的时候，颈管外口黏膜鳞状上皮细胞脱落，之后被增生柱状上皮覆盖，让其表面变得鲜红，或者光滑，或者高低不平，此病理改变被称为"子宫颈糜烂"。若出现的只是轻度宫颈糜烂，应当及时进行有效治疗，以免转化为中度宫颈糜烂。

宫颈糜烂和气血之间有着密切关系，其发生主要为气虚亏虚、湿热下注所致，普通的药物难以将其根治。其主要治疗手段是药物结合理疗之法。药物适合轻度宫颈糜烂的女性。

适当的食疗之法也能够辅助治疗宫颈糜烂。宫颈糜烂并不是短时间形成的，而食疗也要坚持不懈，这种方法不但可以有效防治宫颈糜烂，还能够保养、补充女性自身气血。

下面就来为女性朋友们介绍几种能辅助治疗宫颈糜烂的食疗方。

一、鱼腥草煲猪肺

材料：鲜鱼腥草 60 克，猪肺约 200 克，调味料适量。

做法：将猪肺清洗干净后切成块状，鱼腥草洗去泡沫，放入锅中，倒入适量水煲汤，调入适量食盐，饮汤吃猪肺。

功效：适合热毒蕴结、中度宫颈糜烂的女性食用。

二、乌鸡茯苓汤

材料：乌骨鸡，海螵蛸，茯苓。

做法：取乌骨鸡、海螵蛸、茯苓各适量，先将海螵蛸打碎，和茯苓一同放到纱布中包好，之后将乌骨鸡切成块状，和药包一同放到砂锅内炖熟，放入调味料，每天吃肉喝汤 2 次，7 天为一疗程。

功效：适用于轻度宫颈糜烂的女性。

三、刺苋甜汤

材料：刺苋根 30 ～ 60 克，冰糖适量。

做法：将刺苋根清洗干净后切碎，放到砂锅中煎汁，去渣，调入冰糖。

功效：适合湿热型中度宫颈糜烂的女性。

四、白果莲子乌鸡汤

材料：白果，莲子肉，江米。

做法：先将乌骨鸡清理干净后清洗干净，将莲子肉、白果研成细末，放到鸡腹中，之后加江米、适量清水，开小火煮熟，吃肉喝粥，每天喝 1 ～ 2 次，7 天为一疗程。

功效：适用于轻度宫颈糜烂的女性。

闭经问题，敲打臀部盆骨

记得有一次，一位女士来到诊所，刚 30 出头，却出现了闭经，仔细询问后才得知，她因为意外怀孕做了流产，谁知流产未尽，到医院就诊，医生建议她做清宫手术，手术是做了，可月经却消失了，医生又建议她服用黄体酮。可却出现了这样的恶性循环：每次来月经的时候都要服用黄体酮，麻烦不说，对身体健康也是不利的。

很明显，这位女士出现的闭经为内分泌失调所致，我并没有给她开药，而是给她推荐了一种按摩方法——敲打骨盆。

具体操作：沿着骨盆下缘，由最外侧向脊椎方向敲打、深按，按至脊椎后，沿着脊柱骨进行敲打、深按，至尾椎骨最下沿，每天操作 30 次。操作的过程中应当能感受到局部酸胀、发热。

盆骨的位置很容易找，用手在腰部最外侧按压，按至一个骨头凸起处即为盆骨。此凸起左右分别有一个。不过要注意一点，月经来临之时应当停止按摩。那位女士回家之后按照我教给她的方法按摩了半个月左右，月经果然来了，不过经量不是很多，颜色有些淡。又继续按摩了一个月左右，月经就恢复正常了。

按摩、敲打盆骨之所以能治疗内分泌失调导致的闭经，主要原理为"内病外治"，即内脏疾病可在外部皮肤寻找穴位来刺激，进而治疗疾病。从现代医学的角度说，内脏和治疗穴位受相同或相近脊髓神经节段支配，符合此条件，穴位治疗的效果就会非常好。

从神经学的角度说，臀部盆骨、子宫、卵巢等生殖器官受相同或相近腰骶脊髓神经节段支配，妇科疾病患者的臀部盆骨上部的骨头下缘处常常会有压痛点，疾病痊愈之后，压痛点也会慢慢消失，从这里我们即可推断出二者之间的联系。而尾椎骨处分布着"八穴"，能够治疗女性痛经、盆腔炎、闭经等症。

刺激上述穴位产生的信号会反射到腰骶部脊髓神经节段，之后反馈给子宫、卵巢等生殖器官，进而调节人体中的内分泌过程。

即使你不能准确地找出穴位位置，只要知道穴位分布的区域，对此区域进行刺激，也能够达到治病防病的目的。

多数闭经都是内分泌失调所致，但也不排除其他因素致病的可能性，比如脑部垂体肿瘤、盆腔肿瘤等，均可导致闭经，对于此类原因导致的闭经，仅仅通过按摩的方法是达不到治疗目的的，应当了解病因后进行有针对性的治疗。

乳腺增生，加味逍遥丸

我有个朋友，是个工作狂人，有时候甚至因为工作而照顾不到自己的家人。结婚五年了，朋友一直忙于工作，不肯要孩子，公公婆婆对她的意见很大。可是在朋友看来，自己已经这么拼命赚钱了，家人还这么多的要求，也太不懂事了。

可就在去年，就连朋友的老公都受不了她了，因为孩子的事情跟她吵了好几次，两个人一直冷战到现在，已经到了闹离婚的地步。

可能是工作太繁忙，再加上家庭氛围的压抑，朋友得了乳腺增生，乳房疼得受不了。我陪她去看医生，一路上她都沉默不语，我问她："你还想和他继续过下去吗？"朋友仍然没说话，可眼泪却止不住地流了下来。我带她去了一位老中医那里，医生给她开了一盒加味逍遥丸，并且嘱咐她回家之后放宽心思，别给自己那么大的压力。我也对朋友进行了一番劝说："事业固然重要，可家庭更重要，已经 30 多岁的人了，这时候不要孩子，等 40 多岁的时候就成了高龄产妇，到时候无论是对孩子还是对自己都是有危险的。"朋友点了点头。

回家之后，朋友一改以前的"皇太后"架势，给老公煲了一锅汤，要知道，平时做饭都是老公的"分内事"，看到老婆煲了汤，老公非常开心，虽然没说几句话，可家庭的压抑氛围散去了大半。大概一个星期左右吧，两个人已经和好如初，朋友虽然没有辞掉工作，但已经懂得把自己的一半时间分给家庭，乳腺疼痛逐渐减轻。

一年之后，朋友家里添了个女儿，家庭氛围就更融洽了，朋友的乳腺增生也消失了。

此外，多数乳腺增生患者会伴随着月经发黑、发暗、有血块，此时也可服用适量加味逍遥丸，能够疏肝解郁，连续服用几天就能感觉到乳腺疼痛没那么严重了，月经发黑也能得到显著改善。

不过提醒女性朋友们注意，此药虽好，却不宜长期服用，若乳房胀痛非常严重，要从每次月经前七天开始吃，月经来临后立刻停药，否则继续服用会导致月经过多。

阴道干涩，就用猪肝豆腐汤

女性阴道干涩与年龄、压力、炎症等均有一定的关系，并且会影响到正常的夫妻生活，出现此症状的时候，夫妻双方应当及时沟通，及时解决问题。

阴道干涩指女性阴道分泌物明显减少的妇科疾病，也叫阴道干燥症。性爱的过程中，经常会觉得阴道干涩，几乎无分泌物，女性会感觉到阴部疼痛，男性也会觉得不舒服，为了更好地行房事，只好使用润滑剂，但总是觉得不自在。

曾经有个女士到我这儿来，说出于自己阴道干涩，房事木讷，老公竟然以为她性冷淡，开始冷落她，问我有没有什么方法可以帮助她解决夫妻之间的难题。

这位女士已经年过 40，即将步入更年期，性激素的分泌量可能会下降，使得阴道分泌物减少，从而使正常的性交过程受到不良影响，除了阴道干涩，她还伴随着月经紊乱、潮热、心烦意乱等症，此外，她经常口角生疮，皮肤干燥，眼睛、口鼻也时常发干。

通过她讲述的这些症状，我的心里大概有了个数，但是我并没有给她开中药方剂，而是让她喝猪肝豆腐汤试试，这款汤的烹饪方法非常简单。

取猪肝 50 克左右，豆腐 250 克，以及适量的精盐、葱、姜等调味料，之后将猪肝切成片状，豆腐切成厚片，一同放入锅中，倒入适量清水煮熟，加入适量调味料即可。

食用时，要吃豆腐、猪肝，喝汤，一个星期吃 3 ~ 4 次，通常吃一个月左右就能够看到效果。这位女士按照我教给她的方法烹调了猪肝豆腐汤，并且连续服用了两个星期，打电话告诉我说症状已经得到了明显改善，行房事的过程中明显感觉到阴道分泌物的增加。

一个月之后，那位女士又打电话过来，她开心地告诉我，她的口角生疮、皮肤干燥等症也消失了。

导致阴道干涩的原因主要有两种：一是体内性激素分泌不足，多出现于绝经后的女性身上，再就是和人体中维生素 B2 的缺乏有关。维生素 B2 也叫作核黄素，此种维生素缺乏，皮肤黏膜会受损，细胞代谢也会出现问题，主要表现为阴道干涩、皮肤干燥、口角炎、眼睛鼻子发干等。

而猪肝豆腐汤中的猪肝富含维生素 B2，因此常吃猪肝就能够充分补充维生素 B2。猪肝豆腐汤中的豆腐中富含 "大豆异黄酮" 成分，属于植物雌激素，长期食用能够补充人体雌激素。

　　研究表明，更年期来临前及时补充豆制品，能够有效降低更年期综合征发病率。此外，还要提醒女性朋友们注意，猪肝虽然是好东西，对人体好处多多，但是不能过多食用，因为猪肝中含有丰富的脂肪，长期食用容易引发高血脂。而猪肝豆腐汤中的豆腐富含大豆卵磷脂，可以有效控制血脂浓度，搭配食用，恰好可以将猪肝的副作用抵消。

第七章

男人的身体，
要时常爱护

菟丝子，补肝肾就找它

菟丝子是种生理构造特别的寄生植物，它利用爬藤状构造攀附其他植物，并从宿主部位伸出尖刺，插入宿主韧皮部，吸取其中的营养成分。菟丝子别名为吐丝子、黄藤子、龙须子、火炎草等，通常分为大粒菟丝子和菟丝子两种，而菟丝子的使用范围较广。

挑选菟丝子时，应当选择颗粒饱满、质地坚实，且呈现灰棕色或黄棕色者；大粒菟丝子为技术型蔓草大菟丝子成熟干燥的种子，以颗粒饱满、呈黑褐色、无杂质者最佳。中药菟丝子是双子叶植物药旋花科植物菟丝子、南方菟丝子、金灯藤的种子，有补肾益精、养肝明目之功。

诸多医家经过大量实践和运用后，发现菟丝子既能够补肝，又可养肾，可谓肝肾同补的佳品。

在过去，菟丝子是农民们都痛恨的杂草，因为只要一年田地被菟丝子霸占，那么连续很多年都不能被清除干净。而发现菟丝子功效的人竟然是个不懂医术的长工。

很久以前，有位员外雇用了个长工喂兔子，由于这个员外特别喜欢兔子，所以长工只得尽心尽力地喂养兔子，以免有什么闪失。但是有一次，长工在喂兔子时，不小心把兔子的脊骨弄伤了，他担心员外怪罪他，不敢将此事告知员外。为了掩人耳目，长工把受伤的兔子丢进豆苗地中，他以为兔子会死掉，没想到几天之后，他再去豆苗地的时候发现那只兔子不但没死，伤也全好了。为了弄清事情的究竟，那位长工故意把另外一只兔子弄伤，之后放入豆苗地，经过一段时间的观察，长工发现受伤的兔子常常吃豆秸上缠绕的黄丝藤，没过多久就痊愈了。

长工想，应该是黄丝藤治愈了兔子的伤，就这样，他将黄丝藤煎汤，让患有腰伤的父亲喝下，结果父亲的伤也好了。为了确定黄丝藤的药性，他让其他腰痛患者服用了黄丝藤，都收获了很好的疗效。后来，长工辞掉养兔子的活儿，成为专治腰痛的郎中，并称黄丝藤为"兔丝子"，由于它是味草药，所以后人为其改名"菟丝子"。

由此我们能推断出，菟丝子可续绝伤、补不足、益健康。

从中医的角度说，菟丝子性温、味甘，归肝经、脾经和肾经，有补养肝肾、益精明目、健脾止泻、延年益寿之功。并且，菟丝子柔软多汁、不温不燥，滋补而不腻，为平补阴阳之品，因此很多中药方剂之中都添加了菟丝子，《神农本草经》中称其为上品。

将菟丝子同鹿茸、枸杞子、附子、巴戟天等中草药配合在一起即可温肾壮阳，而同山萸肉、熟地黄、五味子搭配在一起能够滋补肾阴，常常用其治疗肾虚腰痛耳鸣、阳痿遗精、不育、遗尿失禁等症；同车前子、熟地黄、枸杞子搭配在一起可滋肾、养肝、明目。下面给大家推荐几种菟丝子补肝肾的食疗方。

一、小菟丝子粉

材料：菟丝子 150 克，莲子和山药各 100 克，茯苓 30 克。

做法：取菟丝子 150 克，莲子和山药各 100 克，茯苓 30 克，一起研成细末。服用时每次取 15 克，用温水冲食。

功效：此方中的菟丝子可补养肝肾、补肾阳；莲子、山药可补脾益肾；茯苓可滋养益脾。三者搭配，能够治疗肝肾不足、脾气虚弱、全身疲乏、晕眩耳鸣、食欲不振等症。

二、菟丝子枸杞煎蛋

材料：菟丝子 10 克、枸杞子 5 克、鸡蛋 1 个。

做法：取菟丝子 10 克，枸杞子 5 克，鸡蛋 1 个，将鸡蛋打散入碗，同菟丝子、枸杞子一起搅匀，放到油锅中煎熟。

功效：补养肝肾，适合肝血虚、肝肾不足、视物昏花者食用。

三、菟丝子粥

材料：菟丝子 60 克、粳米 100 克、白糖。

做法：取菟丝子 60 克，粳米 100 克，白糖适量。先把菟丝子研碎，然后放到砂锅里面，倒入适量清水，开小火煎 20 分钟，去渣留汁，将汁液倒入砂锅中，再放入适量清水，放入粳米、白糖，开小火继续熬粥即可。

功效：补肾益精，养肝明目，适合腿脚软弱无力者食用。

四、菟丝子茶

材料：菟丝子、红糖。

做法：取菟丝子 10 克，清洗干净后捣碎，放入干净的容器中，倒入适量沸水，调入适量红糖即可。

功效：养肝明目，延年益寿。

慢性前列腺炎，常喝山楂水

慢性前列腺炎可以分成细菌性慢性前列腺炎和非细菌性慢性前列腺炎。临床上，细菌性慢性前列腺炎占 10% 以内，非细菌性慢性前列腺炎占 90% 以上。本节主要介绍的是非细菌性慢性前列腺炎。

记得有一年回老家，去儿时的老师家探望，老人姓张，60 出头，在村里德高望重。多年未见，老人跟我说了很多话，一转眼一下午的时间就过去了。聊天的过程中我注意到一个现象，老人去了好几次厕所，似乎有些尿频，不过出于礼貌问题，也就没多问。

老人知道我在外行医，临走前说出了让自己苦恼了多年的疾病。原来老人患上了慢性前列腺炎，常常腹部疼痛，并且伴随着尿急、尿频症状。曾经到医院就诊，也打过针、吃过药，虽然每次都能让自己过上几天"好日子"，可反复发作的疾病让老人头痛不已。

我给老人推荐了个便宜、简单而有效的偏方——山楂泡水。

具体做法：每天取 100 克山楂放到干净的容器中，倒入适量开水泡水，代替茶来饮用。

老人喜欢抽烟喝酒，我告诉他，吸烟为诱发慢性前列腺炎的重要因素，而过度饮酒易导致前列腺水肿性肿大。

从那之后，老人一直喝山楂泡水，并且按照我的嘱咐戒掉了烟酒，几个月之后，当我再次回到老家时，老人告诉我他之前的不适症状已经消失，如今的生活安逸多了。

此方剂之中，山楂中含有槲皮素，有抗水肿、消炎、促进尿道平滑肌松弛等作用，可以治疗慢性前列腺炎。

国外有个著名实验：将患者随机分成两组，两组都发药片，外观没什么区别，口感也一样，一组服槲皮素，另一组服淀粉安慰剂。两组患者连续服药一个月后，服槲皮素患者的治愈率是70%，另一组无疗效。

山楂泡水不但能够治疗慢性前列腺炎，还可开胃、降脂，适合长期饮用。其实，除了山楂，银杏叶、绿茶、洋葱等中均含有槲皮素，平时适当增加此类食物的摄入对慢性前列腺炎的防治也有一定的帮助。

还可通过按摩的方法辅助治疗慢性前列腺疾病：每天按摩小腹，起床时、睡觉前，排净尿液后平躺在床上，平卧屈腿，放松腹部，之后搓热双手，右手平放在肚脐下方，左手按在右手上，沿着顺时针的方向缓缓按揉，每天按揉50次以上。

这种方法可刺激腹部，进而缓解前列腺炎症，坚持按揉，不但能治疗慢性前列腺炎症，还可舒畅身心。

湿热下注型前列腺炎，就吃素炒丝瓜

如今，男性朋友们的应酬越来越多，过度饮酒、房事不节的现象普遍存在，进而导致湿热内生，蕴在精室外感毒热之邪，久而久之引发前列腺炎，此即为湿热下注型前列腺炎，中医在治疗此病时，常常会给患者推荐食疗的方法。

湿热下注型前列腺炎多是慢性前列腺炎的急性发作期，主要表现为：小便淋涩赤痛，少腹拘急，会阴部胀痛，尿道口白浊，舌苔黄腻，脉滑数，这种类型的前列腺炎多出现在患病时间短，身体状况较好的人身上，此类患者通常没有肾虚症状。中医认为此病为体内湿热过盛，淤积在肾和膀胱而引发，治疗的过程中以清热利湿、通利水道、化瘀通窍为主，这样一来，疾病就能逐渐好转。如果此时用补肾之法治疗疾病，不仅不能治愈，还会加重病情。

湿热型慢性前列腺炎患者可以熬些蒲公英粥喝。

具体做法：取粳米 100 克，蒲公英 90 克。蒲公英清洗干净后切碎，放入锅中，加适量清水煎汁，过滤取汁，和淘洗干净的粳米一同熬粥。

此药膳中的蒲公英是多年生药食兼用的植物，有清热解毒、消肿散结、利尿之功，能够治疗尿路感染等。经常吃蒲公英，可以很好地治疗尿黄、尿混浊、尿频、尿急、尿道灼热、阴囊潮湿等症。吃蒲公英粥还能辅助治疗前列腺炎。不过，蒲公英性寒，体质虚寒者不宜食用。

还有一款药膳方也是非常不错的，适合湿热下注型前列腺炎患者食用，这道药膳就是素炒丝瓜。

具体做法：取丝瓜 250 克，清洗干净后切成片状；将锅置于火上，倒入适量植物油，油温烧至六成热时，倒入丝瓜煸炒，等到丝瓜将熟时调入适量盐即可。

丝瓜的营养价值非常高，全身都能入药，味甘、性凉，有清热化痰、凉血解毒、解暑除烦、通经活络之功，不仅味道鲜美，常食还能治疗尿急、尿频、会阴和小腹胀痛等湿热内盛、经络不通等症。

前列腺肥大，喝冬瓜籽黑木耳秦皮汤

前列腺肥大又被称作"良性前列腺增生症"，为前列腺明显增大而影响老年男性健康的常见疾病。此症的发生一般和内分泌系统有关，主要由前列腺内层尿道腺、尿道下腺上皮细胞、基质增生、腺泡囊性扩张、结缔组织和平滑肌节样增生引发的。

前列腺肥大容易出现在老年男性身上，病程发展很长，最开始症状不明显，容易因为忽略而诱发严重后果，应当及早发现、及早治疗。

前列腺肥大的早期信号主要包括尿频、排尿费力、血尿、性欲亢进，对于男性朋友来说，一旦出现上述信号，就要立即到医院进行诊断。

来诊所医治前列腺肥大症的人并不在少数，对于此症，我主张"治疗为辅，调养为主"，嘱咐患者规范自己的日常生活，同时为他们推荐适当的药膳治疗此症。

前列腺肥大的患者平时应当避免吃辛辣刺激性食物、避免饮酒，多吃新鲜水果、蔬菜、粗粮、大豆制品，适当吃些牛肉、鸡蛋；尽量避免吃燥热性食物；不要因为尿频而减少饮水量，不能憋尿，多喝水能稀释尿液，避免引发泌尿系统感染、膀胱结石。

饮水最好喝凉开水，少喝浓茶，同时保持舒畅的心情。规律生活、均衡饮食，让内分泌正常运作，对疾病的恢复大有益处。

我为此类患者推荐的药膳方为冬瓜籽黑木耳秦皮汤。具体做法：取冬瓜籽 30 克，黑木耳、秦皮各 15 克，一同放入锅中，加适量清水煎汁，每天服 2 次。

此药膳方中，冬瓜籽富含多种矿物质；秦皮中含秦皮素，有利尿之功；黑木耳可提升肌体免疫力。三者搭配在一起，能够缓解内分泌异常导致的前列腺肥大。此方中的秦皮有非常好的利尿之功，经常用于改善前列腺肥大导致的排尿困难。

前列腺问题，按摩脾经和关元

前列腺为男性特有的器官，和生殖器有着密切关系，不过，一旦保养不当，很可能会终生遗憾。一般来说，从青春期开始，男性前列腺就会在激素影响下发育，到 30 岁左右时，前列腺发育会逐渐稳定下来，到 45 岁左右时，前列腺会逐渐变小。前列腺疾病其实与妇科疾病大同小异，很多患者面对此类问题时都苦不堪言。

曾经有位 60 岁左右的大腹便便的老人来到诊所看病，他告诉我，自己所患的是慢性前列腺炎，最开始时觉得小便不是很痛快，慢慢地就出现了尿频，尿线细、分叉，特别是晚上，常常没睡多长时间就开始跑厕所，到厕所后尿不出来，每次都要等上几分钟才能尿出来。后来到医院插管导尿，受尽折磨。而且还导致了严重的勃起障碍。

经过几年治疗之后，老人已经非常虚弱，他问我有没有什么药物或食物可以帮他补补身体。了解到老人的状况后，我看了看老人的舌头，苔少而黄腻；又为他把了把脉，脉沉弦细，之后问了问老人的生活状况。老人坦言，自己喜欢抽烟喝酒，平时好吃大鱼大肉，还喜欢吃辣椒。我告诉老人，烟酒、辛辣、油腻进入体内后都会化湿热，而湿热会让体内的东西黏滞，若湿热凝结于膀胱、前列腺，小便、精液就会变浑浊，久而久之，身体就会变得虚弱，即气血虚，血液缺乏气的推动，肯定会淤阻。

前列腺疾病之所以不好治，主要是因为它的生理结构特殊，前列腺外包裹着一层脂质膜，进行药物治疗时，这层包膜会选择性吸收某些药物，因此药物成分不容易进入前列腺中，甚至有的药物根本就被挡在外面，无法迅速治愈疾病。但是若配合中医疗法，经常进行穴位按摩，跳过药物治疗之弊端，利用人体经络之特殊性，激发人体自身调节能力，就能够提高疾病治愈率。

我嘱咐老人每天按摩双侧阳陵泉穴（小腿外侧，腓骨头前下方凹陷处）和三阴交穴（内踝尖直上三寸，胫骨后缘处），这两个穴位皆属足太阳脾经，有行水利湿之功。其中，三阴交穴为足三阴经交汇穴位，向上经过小腹，过下焦，经络所过主治所及，因此可以调整足三阴经之气血，行气、利水、泻火，帮助水道开泻。并且肝、脾、肾都和血之生化输布有着密切关系，水为寒邪，本身即有收涩凝滞之特性，因此，按摩的过程中力度要轻柔。

还有就是关元穴（位于脐下 3 寸处），搓热双手后，把手掌放到穴位上按揉，动作尽量轻柔些，至下腹部感到温和即可。还可以将盐炒热敷到关元穴上面，或是直接艾灸关元穴。老人临走前，我再三强调他回去之后要多运动，戒烟酒，限油腻。

老人回家之后不但戒掉了烟酒，并且坚持每天按摩，半个月之后，老人再次来到诊所，高兴地说，自己不但排尿顺畅了，起夜次数明显少了很多，那个大肚子也下去不少。老人开玩笑地说："这回烟酒没了，肉也没得吃了，日子过得没什么滋味了。"我笑着对老人说："也没说不让您吃肉，只是要限量吃，尽量少吃点，海鲜类适当多吃点没关系，没事喝点茶、吃点干果也是非常不错的。再说了，各种果蔬我可没限制您食用，这日子不还是挺有滋味的吗？"老人听完我的话哈哈大笑。

前列腺的病因、症状有很多，如果可以坚持从气血的角度去治病，过不了多久症状就能得到改善，寒、湿、毒等病邪就会消失。日久而引发的气滞血瘀都能够通过温补培源之法行气利水，以不变应万变。

肾虚腰酸，吃点杜仲炖猪腰

肾虚即肾脏精气阴阳不足。肾虚可以分成很多种，最常见的是肾阴虚和肾阳虚。其中，肾阳虚为寒症，主要症状包括腰酸、四肢冰冷、畏寒、水肿，性功能不好也会引发肾阳虚。肾阴虚为热症，主要症状包括腰酸、燥热、盗汗、虚汗、头晕、耳鸣等。人在出现肾虚时，不管是肾阴虚还是肾阳虚，都会降低身体免疫功能。

记得有一次，一位60多岁的老人到我这里看病。他告诉我，自己已经被腰腿痛折磨好几年了，这些症状反复发作，苦不堪言。这些年到很多医院看过，吃过西药，可每次都是暂时缓解疼痛，过不了多久疼痛又会发作。

我对老人进行了望闻问切的诊断，得知他患的是肾脏衰弱，他所出现的腰痛感以酸软为主，浑身乏力，每次腰痛发作时，只有用拳头捶打腰部他才觉得舒服些。并且，他常常觉得腰膝酸软。我给老人推荐了个既便宜又有效的方法——杜仲炖猪腰。

具体做法：取杜仲30克，猪腰1个，先将猪腰处理干净，和杜仲一同放到干净的碗中调味，之后将碗放到蒸锅中蒸至猪腰熟透，去掉杜仲，只吃猪腰。每个星期吃1次，每4个星期为一疗程。

猪腰的清理是个主要的过程，最好将上面颜色较深的地方除去，将剩下的部分切成条状，放到干净的碗中，用食盐、料酒、蒜姜末拌匀，5分钟之后把渗出的血水清理干净，加适量白糖搅拌均匀，再过5分钟取出，放到水中清洗干净，以祛除猪腰里的膻味。

老人回家之后，按照我教给他的方法连续吃了8个星期，效果显著，腰痛症状基本消失，之后他经常吃此药膳，腰痛症状就再也没有发作过。

从中医的角度说，肾为腰之府，所以无论是肾阳虚还是肾阴虚都易出现腰部不适，而腰痛的出现也会让很多人联想到肾脏。一般来说，肾虚引发的腰痛会反复疼痛，按揉腰部疼痛会减轻，而且觉得腰膝酸软。

中医上有"以形补形"之说，而猪腰确实有补益肾脏之功，不过此方剂中，起重要作用的是杜仲，猪腰起的是补益肾气之功。中老年出现的肾虚腰痛很可能和西医里面的老年骨质疏松有关，而杜仲中含有合成骨细胞的活性物质，能够有效预防骨质疏松。

好喝酒的老人可以泡些杜仲酒，具体做法：取杜仲50克，白酒500克，先把杜仲研成粉末，之后放到酒中浸泡，密封一个星期后就能饮用了，每天喝2次，每次一小杯，每4个星期为一疗程，注意，不能贪杯。

尿失禁，就吃黄芪桑螵蛸粥

　　成年人会因为各种原因出现非自主性排尿，统称为尿失禁，所谓尿失禁，即人无法通过意识控制排尿情况，尿液不自主从尿道流出，这种病可能出现在任何年龄段的人身上。

　　男性尿失禁通常可以分成暂时性尿失禁、长期性尿失禁两种。暂时性尿失禁可能为尿路感染、急性精神错乱、药物反应、心理性忧郁症等因素所致。长期性尿失禁可能为中风、痴呆、骨盆外伤、损伤尿道括约肌、骨髓炎、前列腺炎、前列腺增生、膀胱炎等因素所致。

　　通过药物治疗尿失禁的效果一般较差，从中医的角度说，出现尿失禁为肾气虚，中气下陷而致。一般情况下，都会通过食疗验方治疗尿失禁。治疗的过程中多采用补益肾气、提升中气的方法。对于肺脾气虚型尿失禁的患者，我通常会给他们推荐黄芪桑螵蛸粥。

　　具体做法：取黄芪 30 克，桑螵蛸 15 克，糯米 100 克。将黄芪、桑螵蛸分别清洗干净；之后把黄芪切为片状，桑螵蛸切碎，放到纱布内，扎口；之后和淘洗干净的糯米一起放到砂锅内，倒入适量清水，开大火煮沸；煮沸后转成小火继续煨半小时左右，取出药袋，继续开小火煨煮至糯米熟烂即可。

　　此药膳方中，黄芪味甘，微温，归肺经、脾经、肾经，有益气升阳而举陷之功，是补气之良药。现代研究表明，黄芪能够提升肌体免疫力、保肝、利尿、抗衰老、降压、抗菌等，还可延缓细胞衰老进程。

桑螵蛸是刀螂的卵鞘，有固精缩尿、补肾助阳之功，味咸，无毒，归肝经、肾经、膀胱经，常用于治疗肾气虚弱、精关不顾、遗精滑泄等症。

黄芪与桑螵蛸搭配，能够有效治疗由中气不足导致的尿失禁。

阳痿，就吃鲜虾炒韭菜

阳痿，就是指有性欲要求时，阴茎无法勃起或勃起不坚，或虽有勃起、有一定硬度，却无法维持一定的性交时间，进而妨碍性交或无法完成性交。

导致阳痿的原因主要包括：精神因素，比如，夫妻间感情淡漠，或由于某种因素心情紧张，均会导致阳痿。若性交次数太多，导致勃起处在紧张状态，时间久了，就会出现阳痿；生理因素，如阴茎勃起中枢出现异常。某些重要器官，如心、肝、脾、肺、肾等患上严重疾病，特别是长期癌症，都会影响到性生理的神经控制。

生理方面的因素可以细分为以下几方面：泌尿生殖器畸形、泌尿生殖器疾病、内分泌疾病、神经精神疾病、心血管疾病和药物影响。阳痿可以分成轻、中、重三种。

轻度阳痿：性要求基本正常，受异性刺激后可较轻快勃起；手淫能引起勃起；行房时阴茎可勃起，不过不能持久，或要借助手才可进入阴道；阴茎勃起不坚；性交频率降低；性快感一般。

中度阳痿：性要求减弱；刺激性敏感区阴茎勃起反应慢；受异性刺激

后无法立即勃起；手淫后阴茎勉强能勃起；房事过程中阴茎常无法勃起，或虽然可以勃起却无法持久；房事过程中阴茎无法进入阴道；勃起角度低于90°，硬度非常差；性交频率显著减少，性快感显著减退。

重度阳痿：性欲消失，不管如何刺激性敏感区，接受异性刺激、手淫，阴茎都不作反应；房事过程中阴茎不能勃起，无法进入阴道；阴茎没有勃起角度、硬度；性交活动基本停止，没有性交快感。

从这里我们不难看出，判断阳痿程度，只要综合考虑是否可以勃起、勃起后硬度、性欲、性反应、性快感等就可以了。

曾经有很多出现阳痿症状的患者来我这里看病，症状较轻者，我一般会给他们推荐鲜虾炒韭菜。

具体做法：取鲜虾250克，鲜嫩韭菜100克，醋适量，植物油、黄酒、酱油、生姜丝各少许。先将鲜虾清洗干净，取仁；韭菜清洗干净后切成段状；将锅置于火上，倒入适量植物油，煸炒虾仁，之后调入醋等调味品，稍烹即可；放入韭菜，煸炒至嫩熟，烩入虾仁即可。每天吃1剂，可常食。此菜肴有补虚助阳之功，适合阳痿、不育症、不孕症患者食用。

遗精，就吃猪腰韭菜籽

男子遗精属于生理现象，主要表现为：精液不因性交自行泄出，中医把精液自遗现象称作遗精或失精，多为肾虚、精关不固、心肾不交、湿热下注等因素所致。西医认为其可出现在包茎、包皮过长、尿道炎、前列腺疾患等症上。

总结起来，出现遗精的原因主要包括：心理因素、性刺激环境影响、纵欲手淫、过度疲劳、炎症刺激、物理因素。

记得有一次，一位年近40的男性朋友来我这里看病，我问他哪里不舒服，他有些不好意思，等诊所里的人全都离开后他才告诉我，他患上了遗精。

那位男士是某公司的总经理，公司事务繁忙，日理万机，久而久之，身体上表现出多种不适，最近还出现了遗精。清晨醒来时精自行滑出，同时伴随着精神萎靡、头晕耳鸣、失眠多梦、精神疲乏、腰膝酸软，记忆力也不像以前那样好了。

考虑到他的情况，我断定他是过度从事脑力劳动，使得身体变得疲惫，睡眠深沉，大脑皮质下中枢活动加强引发的。

他的遗精症状出现的时间不长，也不算严重，我给他推荐了一款药膳——猪腰韭菜籽。

具体做法：取猪腰1个，切开后放入10克韭菜籽，缝好，蒸熟，之后切碎，调和油盐食用，每天吃1个，连续吃四五个。

大概一个星期之后，那位患者前来复诊，说自己的遗精现象已经消失，睡眠踏实多了，精神倍增。

中国有句俗语，叫"吃什么补什么"，其实，遗精就是肾虚，而猪腰就是猪肾，因此吃猪腰有补肾之功。猪腰和韭菜籽都是壮阳、补肾之品，二者同食，能够有效治疗遗精。

肾阳虚引发的不育，多吃生蚝

记得有一年，一对年轻夫妇来到诊所就诊，两人告诉我，他们已结婚三年，从未做过任何避孕措施，却始终没有孩子，不知道是什么原因。我让她们先到医院做了些相关检查，以确定究竟是谁出了问题，检查结果显示，没有孩子主要是男方精子少所致。

我看那位男士身形消瘦，对他进行望闻问切后，发现他有些肾阳虚。那位男士说，自己从小就身体虚弱，动不动就生病，结婚之后就和妻子离开农村，到城里打工，他所做的工作非常辛苦，所以一直到现在身体状况也不是很好。

考虑到他的家境不是太好，喝中药又太贵，我就给他推荐了一个既有效又比较便宜的方子——吃生蚝。可以根据个人喜好选择生蚝的烹调方法，煮、煎、烤都可以。我建议他坚持长期服用，每天吃上一两个就可以了。

生蚝又名牡蛎，其主要功效为：强身健体、益肾壮阳，现代研究也证明了其功效。生蚝中富含锌元素，为所有食物里面含锌最高的。我们平时所吃的普通食物，如大米、白面等素食，锌含量非常低，因此，若平常只吃这些素食，身体就会缺乏锌元素。哪怕是吃鸡蛋、猪肉等荤菜，锌含量还是和生蚝里面的锌含量有很大差距的。除了锌，生蚝里面还富含硒元素，锌、硒这两种元素都可治疗少精症。

研究发现，锌在生殖器官发育、性功能完善的过程中起着重要作用，前列腺、精液中只有富含锌才可以让精子更具生命、活力。反之，不但容易导致睾丸萎缩，精子生长异常、性能力减弱；还会降低男性雄性激素含量。硒可减少有害物质对精子的伤害，进而确保精子的活力。

吃生蚝还能够提升人体免疫能力，这和生蚝富含丰富的锌是分不开的。人体中一旦缺锌，免疫力就会下降，通过补锌能够提升抵抗力，降低感冒感染的概率，进而强健身体，体弱多病者适当补锌也能提升其抵抗力。

夫妇俩听完我的叙述非常开心，回去之后每天都吃上两个生蚝，一段时间之后，那位男士打电话来告诉我，他的身体状况已经有所改善，整个人比以前精神了很多，大概一年之后，我进行回访时，他告诉我他的妻子已经怀孕。

可能有人会说，既然吃生蚝有这么多的好处，可不可以每天多吃一些呢？其实大可不必，因为一个人每天吃两个生蚝就已经可以满足身体所需了。而且，体内的锌浓度太高反而对身体健康不利，不是有句话叫"物极必反"吗？说的就是这个道理。

第八章

老年人的身体，
要展现夕阳的魅力

老人性功能下降，喝点白兰地

性对于人来说是非常重要的，是人的天性，也是人的一生之中不可缺少的过程，人因性而生爱，又因性而生乐、生悲，少了性的人生是不完美的。但是随着年龄的增大，很多事情都会发生变化，变得力不从心。

对于老年男性来说，由于身体因素需要长期、大量服用某些药物，经常会集各种负面情绪于一体，性功能下降也就成了不可避免的问题。

如果你是个嗜烟酒的人，那么上了年纪之后出现阳痿是很正常的，只要及时戒掉烟酒就可以了；如果你是个身心压力都非常大的人，一定要及时缓解自身压力，用乐观积极的态度去面对人和事，阳痿症状自然就能够得到缓解。

但是如果你既不抽烟喝酒，又是个闲在家里的退休老头，没什么压力，每天乐呵呵的，仍旧出现了阳痿，那就需要采取一些方法进行治疗了，建议这类老年男性每天喝一小杯白兰地。

可能有人会问，你不是说喝酒会导致阳痿，怎么又让阳痿患者喝白兰地呢？

实际上，适量饮酒对身体是没有坏处的，反而对健康有益。但是现实生活中，我们看到的现象是：会喝酒的人长期、大量饮酒，各种疾病缠身；不会饮酒的人滴酒不沾。因此才会说戒烟限酒。

每天饮用一小杯白兰地，5 ~ 10毫升，切忌不能过量，因为酒精过量很可能会加重阳痿症状。

我的邻居张大爷跟我无话不谈，他是个退休工人，平时没什么事就来我的诊所聊天，张大爷没有不良嗜好，可是这几天却偷偷地告诉我自己那方面出了问题，我便告诉他回去每天喝上一小杯白兰地试试看。

一开始他还狐疑，但是连续喝了三个月之后房事确实变得正常了，阳痿症状几乎完全消失了，而且觉得自己的身体也强壮了不少。

白兰地用葡萄制成，制作的时候首先发酵葡萄，之后蒸馏，取得高度酒精，储存在橡木桶之中，取出，即可饮用。

《本草纲目》有记载，葡萄酒具有"暖腰背"之功，非常适合性功能下降等肾虚症状患者饮用。现代医学研究表明，阳痿可以分为功能性和器质性两种类型。其中，功能性阳痿因心理障碍所致，而器质性阳痿主要由全身性疾病、慢性病、生殖系统先天畸形、慢性酒精中毒、内分泌系统疾病等诱发。

中老年人群中出现阳痿的患者较多，主要是血管硬化所致，也就是说，阴茎上的微小血管发生病变，变得狭窄，使得血液不能顺利流动，只能通过伟哥扩张阴茎血管，使得血液流入充足，达到勃起的目的。

中医上称血管狭窄为血瘀，而葡萄酒中富含多酚类物质，具有改善动脉硬化之功，进而畅通阴茎血流。

经常听人说饮酒能够活血化瘀、畅通血管，其实用在这里也是可以的，有一定的科学依据。葡萄酒营养丰富，并且具有活血化瘀之功，坚持饮用，能够补充、畅通气血，强壮身体。

此外，糖尿病也可能导致器质性阳痿，因为长期高血糖会导致神经损伤，尤其对于阴茎的损伤更大，使得大脑性冲动信号通过神经传导的过程受阻，勃起自然就成了问题。如果是糖尿病引起的阳痿要及时到医院检查，而不是通过饮用白兰地就能够解决的。

老年尿频，老偏方轻松搞定

人一上了年纪，就容易尿频，每天上厕所的次数数不清，导致尿频的原因很多，如神经精神因素、病后体虚、寄生虫病等。尿频严重影响着老年人的生活质量，可能刚刚躺下，就又出现了尿意，整个晚上起夜不断，其他季节还好，到了冬季苦不堪言。下面就为老年人介绍几种治疗尿频的老偏方。

一、红枣干姜

具体做法：取红枣 30 粒，干姜 3 片，倒入适量清水，然后先开小火将红枣煮烂，之后倒入少许红糖，每天晚上临睡之前服用。

睡觉的时候，采取卧姿，双腿伸直，闭目呼吸 5 分钟，之后慢慢地将双手摩擦生热，用右手的食指和中指按住关元穴（关元穴位于肚脐下三四寸的地方），用左手按住中极穴（位于提前正中线，脐下 4 寸处），顺时针、逆时针各按摩 100 次。

红枣味甘，性温，归脾经、胃经，具有益气养肾、补血养血、安神壮阳、补肝降压、治虚劳损之功。

二、老头草

具体做法：将老头草清洗干净后放入锅中，倒入适量清水煮沸，然后打入一个红皮鸡蛋，等到鸡蛋煮熟后捞出老头草，先吃鸡蛋后喝汤，每天3次，连续服用一周左右就能够痊愈。

老头草性寒、味微苦，具有清热凉血、益肾利水之功，能够治疗急性、慢性肾炎和尿血症，在突发急性肾炎的时候，可以将鸡蛋的数量增至三个。

三、韭菜

具体做法：取鲜韭菜60克，清洗干净后切成段状；大米100克，淘洗干净后放入锅中熬煮成粥，之后加入韭菜、熟油、精盐，韭菜煮熟之后即可食用。每天服2次，连续服用6天即可。

韭菜根味辛，可以入肝经，具有温中行气、散瘀之功，韭菜叶味辛咸、性温，能够入胃经、肝经、肾经，具有温中行气、散瘀、补肝肾、暖腰膝、壮阳固精之功。

脱发，服用黑芝麻桑叶丸

对于男性朋友来说，脱发是一件非常让人苦恼的事情，很多男性朋友一过40岁，就开始脱发，不是前秃，就是秃顶，严重影响男人的形象问题。

生活中，我们常常会看到这样的男性朋友，他们的头发稀疏、没有光泽、发黄、发软，慢慢地额顶部出现光秃或有些绒毛，不仅影响形象，看起来还有些苍老，给生活、求偶、面试带来很大的阻碍。

中医认为，肾藏精，若一个人肾气充足，头发就会乌黑光亮；反之，头发枯槁、脱落。头发的生长要依赖血液的濡养，不过头发的生机根源是肾气，精血同源，二者相互转化，因此，肾虚会导致精血不足，无法向上到达头顶，使得头发不能得到充足养分，引起脱发。

一个人每天掉头发在 60 ~ 80 根属正常范围，头发有自己的寿命，长到一定程度时会老死，在梳头、洗头时会掉落较多头发，因为处在休止期尚未脱落的头发受牵拉脱落，是正常的生理性脱发。如果一个人每天脱发数目超过 100 根，或突然性大量脱发，致使头发逐渐稀疏，此时就属于病态脱发。

出现脱发、秃顶的男性不在少数，对于此类男性，我通常会给他们推荐黑芝麻桑叶丸。

具体做法：取黑芝麻 500 克，炒熟；干桑叶 60 克，一同研成细末，用蜂蜜调和成杏核大小的丸状，每天早晚分别服 1 丸，坚持服用即可看出效果。

此药方中，黑芝麻味甘、性平，归肝经、肾经，有补肝肾、益精血之功，可治疗肾虚引发的须发早白、脱发，而且黑色入肾，可直接到达肾脏，改善肾阴虚；桑叶为桑科植物上的干燥叶，味苦、甘、性寒，有补骨髓、填肾精之功，脱发多为肾阴虚引发的精血不足，因此用桑叶能填肾精，促进生发长发，中医常用桑叶祛风敛汗、平肝明目，自古就有用桑叶长头发的方剂。

除了药膳方，还可以配合按摩的方法促进生发，具体做法：轻轻地上下按摩颈动脉附近，也就是耳朵下面颈部颈动脉搏动处；轻轻地按摩头部两侧，耳上部位；均匀地按摩后脑枕部。按摩以前要先洗净双手，动作轻柔，每天早晚分别做一次，坚持不懈，能够促进血液循环，改善毛囊营养，促进生发。

不过提醒大家注意，上述方法仅适合肾虚型脱发，发现脱发后应当先到医院化验，确定脱发的原因，辨证施治，才能从根本上治疗脱发。

高血压，食材治大病

如今，随着人们生活水平的提高、生活日渐不规律，越来越多的人患上高血压，高血压也在逐渐趋于年轻化。高血压是三大慢性病之一，也是一种常见病，脑卒中、心肌梗死、心力衰竭、慢性肾病等均为其主要并发症。这是一种不能被治愈的疾病，需要长期服药才能控制血压的平稳。下面就为高血压患者介绍几种能够控制血压的老偏方。

一、洋葱皮

具体做法：去掉洋葱外皮的茶色部分煎煮成汤汁饮用，每天持续喝几次，坚持一段时间，就能看到血压趋于平稳。

洋葱皮具有缓慢降压之功，降压效果平稳。

二、山楂粥

具体做法：取山楂 30 ～ 40 克，粳米 100 克，砂糖 10 克。将山楂清洗干净后倒入砂锅中煎汁，去渣留汁，加入粳米、砂糖，开小火熬粥，在两餐之间服食，不宜空腹食用。每 7 ~ 10 天为一个疗程，症状较轻的患者通常服用一个疗程就能见效。

山楂具有消食、健脾胃、散瘀血之功，适合高血压、冠心病、心绞痛、高脂血症患者食用；对于食积停滞、腹痛、腹泻、小儿乳食不消等症均有非常好的疗效。

三、干玉米须苦丁茶

具体做法：取苦丁茶 2 克、干玉米须 7 ~ 8 克，用开水冲泡之后每天早晚代替茶饮用。

苦丁清香味苦，性甘凉，具有清热消暑、明目益智、生津止渴、利尿强心、润喉止咳、降压减肥、防癌抗癌、抗衰老、活血脉之功；玉米须性味甘淡而平，入肝经、肾经、膀胱经，具有利尿消肿、平肝利胆之功，能够治疗慢性肾炎、水肿急性胆囊炎、胆结石、高血压等症。

四、槐花茶

槐花具有收缩血管、止血之功，将槐花采摘下来之后晾干，放到开水中浸泡，代替茶饮用，每天饮用数次，对于高血压有一定的治疗效果。

但是要注意，槐花性味偏寒，脾虚便溏者慎用。

五、首乌茶

具体做法：取首乌 20 ~ 30 克，倒入适量清水煎煮半小时左右，等到水温降下来之后即可饮用，每天服用 1 剂即可。

首乌具有降血脂、减少血栓形成之功。血脂高的患者可以经常饮用首乌茶，对于高血压的治疗效果显著。但是要注意，痰饮较盛、舌苔厚腻的患者不宜服用。

六、决明子茶

具体做法：取 15 ～ 20 克决明子泡水，之后每天将其代替茶来饮用。

中医上认为，决明子具有降血压、降血脂、清肝明目之功，经常饮用此茶能够治疗高血压、头晕目眩、视物模糊等。适合头痛、目赤、便秘等患者饮用。但是要注意，脾虚便溏的患者不宜服用此方剂。

七、菊花茶

具体做法：取大白菊或小白菊 3 克左右，然后用开水泡茶饮用，每天饮用 3 次。

菊花茶具有平肝明目、清热解毒之功，对于高血压、动脉硬化等均有显著疗效。

八、葛根茶

具体做法：将葛根清洗干净后切成薄片，取 30 克，放入锅中，倒入适量清水煮沸，代替茶来饮用。

葛根能够改善脑部血液循环，进而缓解高血压导致的头痛、晕眩、耳鸣、腰酸腿痛等症，坚持饮用，能够缓解高血压症。

九、醋浸花生米

具体做法：将花生米放在醋中浸泡一个星期左右，之后每天早上起床吃上 10 粒，血压就会慢慢降下来，血压降低之后，每隔两三天服用一次即可。

醋浸花生米具有清热、活血之功，能够保护血管壁，防止血栓形成。但是生花生米中通常含有黄曲霉毒素，食用后容易导致疾病，将其放到醋中浸泡，能够充分杀灭花生上面产生黄曲霉毒素的细菌，在一定程度上降低黄曲霉毒素含量。

十、桃仁粥

具体做法：取桃仁 15 克，粳米 100 克，先将桃仁捣烂，之后用水研汁，去渣，和粳米一同放入锅中，倒入适量清水熬煮成粥。每天食用 1 次，每5 天为一疗程。

桃仁具有活血化瘀、润肠通便之功，但是用量不宜过大，此外，还要提醒大家注意一点，孕妇及大便溏稀者不宜服用此方剂。

心脑血管疾病，生姜可改善

心脑血管疾病如今已成为大众疾病，很多人甚至从 30 岁就开始患上这类疾病。邻居家的大爷常年高血压，我叮嘱他要长期服用阿司匹林以缓解高血压，但是这位大爷并不听嘱咐，认为吃药多了对身体有伤害，因此无论血压升到什么程度他都不在意。

就在去年冬天的一个晚上，他因为脑血栓住进了医院，差点半身瘫痪，经过半个月的治疗，大爷终于脱离了瘫痪的危险。出院的时候，医生千叮咛万嘱咐，一定要他每天坚持服用阿司匹林，这回大爷可是犯了难。

我们都知道，脑血栓出现第一次之后，以后还可能会有复发的危险，并且发作之后一次比一次难治，所以一定要安全服药，保护好自己的心脑血管。阿司匹林是全球医学公认的脑血栓患者应当服用的药物，能够显著降低中风、冠心病的发病概率。

有些心脑血管疾病的患者甚至服药至终老，大爷一听此话，不悦更甚。在他看来，"是药三分毒"，而事实也如此，长期服药对身体产生的副作用是比较大的。虽然现在的阿司匹林在工艺上已经做了重大改善，在药片外面包裹了一层膜，使得药片在进入胃中的时候都不会被破坏，直到进入肠道中膜才会融化，阿司匹林才能生效，即使久服，也不会导致胃溃疡。

在我们人体的血液中，含有一种叫作"血小板"的物质，在伤口出血的时候，血小板会凝集在伤口处，堵住伤口，而且伤口出血的时候血液会自动凝集在伤口处，堵住伤口，以防流血不止。

血栓的形成和血小板的凝集也有着密切的关系，阿司匹林之所以能够治疗中风，主要是由于阿司匹林能够抑制人体中血栓素2（TXA2）的合成，而这种物质恰好能够激活血小板功能。阿司匹林阻止了血栓素2的合成，就相当于降低了血小板功能，血小板就不会轻易聚集，形成血栓。如此，中风和冠心病的发生概率就会大大降低。

虽然我为邻居大爷解释了阿司匹林的防血栓原理，但是他仍然不能接受永久性服药的事实。我只好另寻他法。

之后我突然想到，生姜也能够预防脑血栓的发生。因为生姜中富含生姜酚、姜烯酮、姜油酮、去氢姜二酮等成分，它们同样能够抑制血栓素2合成，进而降低血小板功能、血栓形成概率。

生姜里面的"姜酚"能够抑制血小板抱团聚集，其功能与阿司匹林不相上下，所以能够代替阿司匹林预防脑中风等疾病。

大爷一听我的这些介绍就笑开了颜，立即服用起生姜来，一吃就是五年多，而这五年中，脑血栓再也没有发作过，身子骨还算硬朗。

但是要注意，这种方法并非每位心脑血管疾病的患者都适用，并且要坚持不懈才能见效。症状严重或者在服用生姜的过程中血压并不能降低或平稳，应当及时服药，切勿耽误病情。

痛风，四妙丸来缓解

去年夏天，有位50多岁的女士来我这里看病，她告诉我自己在某公司当高管，时不时陪客户吃饭，喝酒，还经常陪客户熬夜，现在身体严重走形，从最初的110斤到现在的130斤仅仅用了不到半年的时间。

我问她有没有到医院做过体检，她告诉我，在最近的一次单位体检中发现尿酸的含量偏高。而且这几天不知怎么回事，左脚疼痛难忍，甚至走路困难。我让她脱下鞋子，发现她的脚面又红又肿，她还说，大脚趾和脚后跟的疼痛更甚。我问她，除了脚痛还有没有其他症状。她想了一会儿，说自己最近心情非常烦躁，经常口渴，小便发黄，大便干燥。再看她的舌苔黄腻，脉滑数，诊断过后，我的心里大概有了数，为了确诊，我让她再做一次尿酸检查，结果显示尿酸量已经达到了8.67，超出正常水平，属于痛风。

看到检查结果后，我赶忙为她开了清热化湿、宣痹通络的四妙丸加味，组方是苍术 15 克，黄檗 15 克，薏苡仁 30 克，川牛膝 15 克，海桐皮 15 克，忍冬藤 15 克，萆薢 20 克，虎杖 20 克，毛慈姑 15 克，豨莶草 15 克，全蝎 5 克，木瓜 20 克，蜈蚣 1 条，用水煎服，共 5 剂。

临走前，她留了诊所的电话，说有什么情况好及时询问我。五天之后，患者打电话来，说疼痛感减轻了很多，我告诉她，既然有效，就要继续服药，然后又为她开了 10 剂四妙丸，症状全部消失之后，我又让她到医院做了一次尿酸检查，结果正常。

用黄檗加苍术，用水煎服，加姜汁调服，即为二妙丸，主要用于治疗筋骨疼痛。此方剂来源于《丹溪心法》。在此基础上加川牛膝，就变成了三妙丸，能够治疗两脚麻木，如火烙之热，再加一味薏苡仁，即为四妙丸，具有清热利湿，舒筋壮骨之功。在《内经》中有这样的记载："治痿独取阳明。阳明者，主润宗筋，守筋主束骨而利机关也。苡仁独入阳明，祛湿热而利筋骨，故四味合而用之，为治痿之妙药也。"

这句话什么意思呢？四妙丸中的黄檗苦寒，善走下焦，具有清除下焦湿热之功，对骨节、足膝疼痛无力者来说甚佳；苍术苦温，燥性最烈，能够清除身体上下内外之湿，再加上川牛膝，既可以补肝肾，强筋骨，又可以活血化瘀，引血下行，还可利湿通淋，为治疗湿热下注之症；薏苡仁具有清热利湿、健脾消痹之功，将上述四药配合使用，清热利湿之功更强。因此，那位患者仅仅服药五天就能够收获成效。现在，二十几岁的年轻人出现痛风的也不在少数，并且年龄日趋年轻化。

那么，痛风究竟是怎么引起的呢？为什么检查结果尿酸含量偏高就意味着痛风呢？尿酸为人体中嘌呤核苷酸分解代谢的终产物，说白了就是人体内的"垃圾"。人体中有个能够容纳 1200 毫克尿酸的"漏斗"，每天都会新生 600 毫克，排泄 600 毫克。一旦这个"漏斗"里面的尿酸过多，或出现问题，尿酸就无法及时通过肾脏排泄，从而进入血液。等到血液里面的尿酸浓度超过正常值时，即为"高尿酸血症"，体检报告上就是"尿酸偏高"四个字。此时如果加上饮酒、工作压力等刺激，很可能会引发急性痛风性关节炎。

有人可能会问，尿酸是怎么来的？其实，尿酸血症就是一种富贵病，长期摄入高蛋白、高脂肪、高热量食物，如海鲜、动物内脏、豆类等富含嘌呤的食物，就容易引发尿酸增高。再加上吃这些食物的时候还可能会喝很多的啤酒，而啤酒中嘌呤含量非常高，一瓶啤酒能够让尿酸增高一倍。因此，经常饮酒的人一定要定期到医院检测尿酸值，否则一旦出现高尿酸，关节、肾脏、心血管等部位非常容易受伤害。

长期受高尿酸血症迫害的病人，很可能会逐渐发展成慢性肾脏损伤，肾功能也会大大降低，甚至会导致肾衰、心脑血管疾病。因此，高尿酸常常伴随着"三高"出现。

除了要注意饮食，还应避免过度劳累、压力过大等，尤其是久坐办公室的人，由于身体机能的退化，肾脏功能会变弱，不能及时将体内的尿酸排泄出去，进而导致体内尿酸升高。

即便及时将体内尿酸控制住，规范饮食习惯和生活习惯，痛风仍然可能会复发，因此，平时一定要注意少食高嘌呤食物，如动物内脏、海鲜、肉类、豆腐等；尽量避免吃火锅，涮一次火锅比一顿正餐摄入的嘌呤高10倍甚至数十倍；高热量食物、脂肪应当少食，因为肥胖容易导致内分泌紊乱，嘌呤代谢加速会导致尿酸浓度上升。

此外，每天饮用2000毫升水来增加尿量，尽量将体内尿酸排干净；适当增加碱性食物的摄入，如蔬菜、牛奶、水果、粗粮等，以增加体内碱的储存量，能够大大降低尿酸含量，并且可以中和尿酸。

第九章

压力大引发的病症，
也可以自己治疗

头痛，通过穴位快速消除

众所周知，我们的身体只要遇到一点儿疼痛，就会感到非常不舒服，这其中最让我们感到难以承受的疼痛是我们的头痛。从中医的观点看，人体的头为"诸阳之会、百脉所通"，不仅有经络相连的作用，还是眼、耳、鼻、口诸窍所在。人体内外相通的许多疾病相关症候，最终都将在我们的头部得到反应。所以，我们千万不要认为自己经常头痛，仅仅是些不足挂齿的小问题，只有特别重视并及时进行调整，我们才能完全摆脱头痛的困扰。

人体出现头痛时，到底是前额、后脑勺痛，还是两边都痛、偏头痛，这一点一定要弄清楚，因为在中医的范畴中，头痛绝对不是一个简单的问题。在中医里，都是按经脉的原理，将头疼进行具体的各部分的区分的。作为临床常见症状，头疼常常突然发病，而且病势会越来越剧烈。头痛的病因病机越复杂，病程就越迁延难愈。正如王肯堂在《证治准绳》中所述："头像天，三阳六腑清阳之气，皆会于此；三阴五藏精华之血，亦皆注于此。于是天气所发，六淫之邪，人气所变，五贼之逆，皆能相害……"

经络辨证，这是辨证纲要非常主要的内容。人体经络遍布上下全身，贯穿我们的脏腑，联络着身体内外，运行着我们的气血，将我们人体完完整整地连接成一个非常庞大的有机整体。从临床角度，我们在治疗头痛时，往往通过"有诸内必形诸外，有诸外必见诸内"的理论进行分析，根据头痛的各个不同部位，充分结合人体经络循行的路线，从经络出发辨治，往往能够获得非常意想不到的疗效。

后头痛病症，归属于太阳膀胱头痛。这不仅仅涵盖了脑后边的头痛，还包含整个的颈项痛，同时往往伴随发热、恶寒、恶风等现象的出现。在后头痛的初期阶段，能够通过一些简单的中药对其进行简单治疗，比如出现脉象浮缓的话，我们可以采用"桂枝汤"；倘若出现脉紧无汗的脉象，我们可以采用"麻黄汤"。当然，在此不过多地以中药药方的方式介绍，以防止老百姓在药性、药理不清的情况下胡乱用药，进而对我们人体造成不必要的伤害。当大家有了各种病候的时候，还是需要首先到医院向专业的医生进行咨询，以便进一步对症下药。

前额头痛属于阳明胃头痛。像前额痛、眉棱骨疼、眼眶发胀等相关症状，都是属于胃经头痛。一般意义上来讲，"葛根汤"之类治胃病的中药，是对阳明胃头痛非常对症的好方剂，会有非常好的疗效。

而两侧头痛的问题，则属于少阳胆经头痛。该症状将有眼睛发花、早起口苦等伴随。两侧头痛以服用小柴胡汤进行治疗为宜。当左边的偏头痛出现，一般跟我们人体肝血不足有关联，尤其是处于经期过后的妇女，非常容易因肝血不足而出现左边的偏头痛。如果是右边的偏头痛，往往跟人体肺气不降有非常大的关系。

按照人体经络的运行情况，首先是左肝右肺，左侧是指肝火旺盛、肝气阳亢导致的头痛，而右侧则是肺气不降或者肺火旺、肺血不足导致的一些偏头痛；头顶痛和晕，与肝血有关；后脑勺疼，则与我们的膀胱经有关联；前额疼，与足阳明胃经有关系；太阳穴痛，与胆经关系非常大。虽然总体上看如上面情况，但我们也不得不认识到，人体颈椎和脊柱相关问题引发的各种头痛和偏头痛，同样越来越多。

根据有关部门的权威数据统计，当今中年人大多数都存在着不同程度的颈椎增生、膨凸、钙化、肌肉老化僵硬等相关问题，加之膀胱经气化等能力的不足，肾气不足，督脉气血受阻等各种问题；同时更会引发由于供血不足、气虚、压迫神经等原因引起的各种头痛和头晕；再加之春季阳气上升、肝木阳亢，人体就会出现虚火，诱发各种偏头痛。这都是需要非常关注的问题。

与此同时，在人体偏头痛的外部原因中，身体胆经受阻的原因也占着非常大的比例。我们中年人、成功人士，熬夜、饮食肥甘厚腻太多、喝酒太多，往往都是伤肝胆的，很容易引起太阳穴附近疼痛或跳痛。加之现代人生活工作各方面的压力过大，让我们的许多白领和成功人士、中年群体，都必须面对头痛、血压高的压力，进而导致人体免疫力低下、头痛、食欲不佳等各种问题频发。

大家切记，偏头痛绝对不是小事情，必须非常重视。在这些病症中，充分反映出我们人体发出来的各种信号，它其实正是在提示我们，自己的脏腑和气血阴阳均出现了各种问题。看来，对于以上这些问题，我们还需要进行各种深入地分析。事实上，头痛几乎是我们每个人一生中很容易遇到的问题，紧张焦虑、抑郁暴躁、脾胃积食等诸多因素，都或多或少会引发我们的头痛。所有头痛，归根结底都同"气"有关联，都可以先揉"消气穴"，也就是从我们的太冲穴揉到行间穴来进行初步的缓解，然后根据具体的病症情况进行如下选择。

1. 偏头痛

人体来无影去无踪的偏头痛，往往与三焦经有关系。三焦经肘部的清冷渊、天井穴等穴位，以及我们手腕部的外关穴，都是这些偏头痛问题的特效穴。其具体方法如下：请先将我们的大拇指伸出，找到自己头部的具体痛点，然后一边揉一边推，先将里面的筋逐渐推开，再随之揉外关穴，头痛的症状就会马上得到缓解。

三焦经作为人体的"出气筒"，在三焦经按摩或者进行刮痧，都是为了有效调整人体内分泌失调的问题，对调节长期情志病是非常有效的，对各种头部、面部疾病，以及更年期的各种综合征都是有特效的。

2. 前额和眉棱骨痛

这方面的疼痛一般属于胃经的病症。我们可以从二三脚趾间的陷谷穴开始，逐步向内庭穴方向按摩，坚持几分钟即可缓解。另外，按摩脾经的公孙穴，或者是针对膀胱经的京骨穴，都能够有效地缓解眉棱骨痛。

3. 耳朵上部

当我们的疼痛发生在头脑的两侧，即耳朵上部，就应该在胆经按摩，例如胆经的风池穴、阳陵泉穴等，都可以达到意想不到的效果。

4. 太阳穴痛

出现此疼痛，首先可以进行太阳穴按摩，如果不能得到缓解，则可以进行胆经的风池穴、阳陵泉穴等的按摩，也可以进行胃经的头维穴、陷谷穴的按摩。同时，这对于眉棱骨痛和头痛都非常有效。

当然，以上仅仅是我们常见的几种头疼类型，因为现实生活中的诱因各种各样，不胜枚举，因此很少有某一类具体的头疼是单独存在的，往往既有侧面头疼，也伴随着后枕部和前额疼，这些正是许多种原因交织在一起出现的，三两条经络盘根错节，好几个脏腑功都出现失衡造成的。我们在治疗时，必须分清具体问题的经络，然后逐一对应进行解决。

多梦，睡前洗洗热水澡

洗澡，对于我们而言，是每天都必须做的事情，特别是南方的朋友，可能有的时候一天要洗两次澡。而对于很多北方的人来说，受天气因素的影响，可能一星期才洗两次澡。

在大学期间，我曾经接触过一个邢台的小伙子，半个多月不洗澡，衣服倒是换得勤，后脖子根都能看到黑色的泥。室友们都不想让他挨着自己的床，更别说坐上去了。至今，我都不能理解他为什么那么多天不洗澡。

参加工作后，我看到周围的朋友，包括我自己，劳累一天之后最大的心愿可能就是躺在床上美美地睡上一觉。不过，无论怎样劳累，睡觉之前也一定要洗热水澡，这样会让你的睡眠变得更加美好。特别是针对神经衰弱的患者来说，如果采用多种方法都不能入眠，不妨试试在睡前洗个热水澡再上床，效果是非常明显的。

洗热水澡分为盆浴和淋浴两种方式。如果家里有浴缸，不妨睡觉之前在浴缸里泡上半小时，水温在 38 ~ 40℃，温度不可过高。闭上眼睛，在里面安静下来，可以放着轻柔的音乐，将所有烦恼的事情都抛之脑后，全身心地放松。想要获得更好的效果，可以将松香放在布袋里，之后泡在水中泡浴。根据物理治疗专家的意见，人在热水中浸泡的时候，可以使周围血管扩张，全身大部分血液都会流入这些扩张的血管中，这样可以帮助内脏器官减压。由于脑部血液的相对减少，大脑就会感到疲倦，因此更容易进入睡眠状态。

淋浴时，也能让你有昏昏欲睡的感觉，但不如盆浴那么明显。因为淋浴的时候，热水只是对体表及各个穴位起到温热效应和刺激作用，然后通过经络、腧穴的相互传播而使全身乃至内脏器官的毛细血管扩张，血液循环加速以及周围皮肤供血的暂时增多，让大脑处于相对供血偏少的状态，因此也会引起人的睡意。

当然，洗澡并非单一的冲或是泡，其中还有不少有用的小技巧。比如你可以在洗完头后，一边冲热水一边对颈部以及枕部进行轻轻地敲击，促进毛细血管扩张，增加脑部血液供应，这样可以解除大脑的疲劳，促进睡眠。肩膀也可以做旋转、内收外展等动作，并对肩部进行揉按、拍打等，放松肌肉，促进肩部血液循环，使疲劳症状得到缓解，改善睡眠，对于肩周炎等疾病还有预防作用。

如果用热水冲淋腰部，同时双掌在肾俞穴位置进行按揉搓动，然后慢慢向下揉搓至骶部，此时适当地做一些弯腰、转腰等动作，可以为肾脏增补阳气，有效地缓解腰膝酸软、神疲乏力、头晕耳鸣等症，这样也可以改变你的睡眠状况。

若用热水冲淋腹部，同时将双掌按在肚脐上进行腹部揉按，从膻中向中极穴进行推擦，可以温腹固本，从而增强消化、泌尿和生殖系统功能，也能促进睡眠。

总之，如果你觉得自己身体某个部位特别疲劳或不适，可对此部位进行特别的冲洗和按摩，从而缓解疲劳，减轻病痛。神经衰弱、失眠患者如果想改善睡眠，最好选用盆浴，助眠减压效果是最佳的。

如果在非常炎热的夏天洗澡，那你就要注意了。夏天气温本来就很高，再加上洗澡用热水，人体的温度就会上升，会延缓大脑释放"睡眠激素"

的时间，洗完之后马上上床，往往感觉睡不着。如果巧妙安排洗澡与睡眠的时间，睡前两个小时洗澡，不仅能让你尽快入睡，对健康也是很有益处的。如果因为工作太晚，只能在睡眠之前冲澡，则建议不要用温度过高的水，沐浴后可在额头放一块冷毛巾，这样能够帮助人体降温，减少睡前的时间。

另外，要控制好水的温度以及时间。水温在 38 ～ 40℃，夏季应该降低一到两度，过高的水温容易导致缺氧，过冷则容易导致血管收缩，影响热量散发；泡澡的时间也不要太长，每次以 15 分钟为宜；先洗脸，再洗身子，最后再洗头发。在热气入侵、毛孔扩张之前首先洗脸，可以避免脏东西堵住气孔，损害皮肤，而等头发在蒸汽的"滋养"下更加滋润后洗是最好的。

洗完澡后，最好穿上宽松的睡衣，打开音乐，在床上静静地聆听，或看一小会儿杂志，喝一杯牛奶，不大一会儿你就有了睡意，就可以享受一个高质量的、舒适的睡眠，第二天起床也是精神百倍。

抑郁的时候，喝点玫瑰花水

如今抑郁症已经成为常见词语，很多人，无论是年轻人还是老年人，患上抑郁症的不在少数。

记得有一次回老家，邻居家的王婶看到我就抱住我大哭起来，搞得我一塌糊涂，回家之后仔细询问才得知，王婶得了抑郁症，一天到晚愁眉不展，晚上睡不着，情绪低落，常常烦躁、自责、内疚。王婶的家境不是很富裕，而且有两个儿子，买房子成了问题，王婶一天到晚为钱发愁，对未来不抱什么信心、希望，甚至对家人也表现得非常冷淡。

抑郁症和我们的身体健康状况有着密切关系，从中医的角度说，抑郁症可导致气血失和，如愤怒、忧郁、惊恐等，会诱发肝气郁结，进而影响心脏，扰乱心神。或是平时思考太多，伤及脾脏，使其摄入营养的功能减弱，导致心脏得不到所需营养，还可能由于身体虚弱引发肾阴耗伤，心肾不交。

其实，很多抑郁症患者除了会出现精神失常，身体健康方面也会出现异常，如消化不良、食欲下降、便秘、体重减轻、胸肋胀痛、疲劳、头痛等，有些女性会出现月经不调、闭经。由此我们可以看出，抑郁症不但会影响我们的精神，还会影响身体健康。

归根结底，抑郁症的发生还是与气血有关的。根据致病原因的不同，可以将抑郁症分成实症、虚症两种，实症包括肝气郁结、气郁化火、痰气郁结三种，虚症分为久郁伤神、阴虚火旺两种。不管是抑郁症患者还是健康者，都应当注意保持身体中的阴阳平衡，调节体内气血。

肝气郁结型抑郁症患者通常会表现出精神抑郁，而且会因为肝气不舒犯脾而出现腹胀、厌食等症。治疗的过程中，要以疏肝解郁为主，平时多吃些生姜、韭菜、刀豆、芥菜等食物，同时配合轻松的运动，进而加速胃肠蠕动，减轻腹胀嗳气，如慢跑、爬楼梯、快走等。

气郁化火型抑郁症患者常常会伴随口干口苦、头痛、急躁、胸闷胁胀等，治疗的过程中应当以清肝泻火、解郁和胃为主，平时多吃些清热降火的食物，如莲子、萝卜、冬瓜、丝瓜、西瓜、百合等，忌食辛辣、刺激性食物。

痰气郁结型抑郁症患者常常会觉得喉咙中有异物，就是说感觉喉咙处似乎有什么东西，却咳不出咽不下，此类患者平时可多吃些利气、化痰的清淡食物，包括油菜、菠菜等。

久郁伤神型抑郁症患者精神变化较多，常常精神恍惚、思维缓慢、记忆力下降，喜欢流眼泪，想缓解此类抑郁症要多养心安神，多吃红色养心食物，少吃燥热食物。

阴虚火旺型抑郁症患者治疗的过程中要注意滋阴降火，进而缓解眩晕、心悸、心烦易怒、失眠等症，同时注意保持环境安宁、舒适，防止精神受打扰。

此外，还可以喝些佛手玫瑰花水，具体操作方法：取15克佛手，清洗干净，之后放到水中煮半小时左右，去渣，之后用剩下的汁来泡玫瑰花。此茶中，玫瑰花味甘，微苦性温，有行气解郁之功；佛手可理气和中，疏肝解郁，燥湿化痰，还可助玫瑰花发挥其功效。

还可以通过按摩的方法来改善抑郁症。选择神庭、百会、神门、三阴交、合谷、太冲等穴位来按摩、针灸或拔罐，即可达到静心安神、补肾健脾、平肝疏气的目的。

不过，对于此类疾病，最重要的还是要调整自己的精神状态，无论是病前预防，还是病程中的治疗，都应当保持精神的平和，将心里的郁结打开，单单凭借药物治疗的效果是不好的。若心中苦闷，可以将内心的苦水诉与他人，经过别人的安慰之后心胸就会开阔很多，对抑郁症的防治非常有帮助。

失眠，用热毛巾擦背助睡眠

失眠就是指不能入眠或不能保持睡眠状态，进而导致睡眠不足，也称作入睡和维持睡眠障碍，由各种原因而起，为常见疾病。

随着现代人生活压力日渐增大，一天到晚处在紧张状态，很多人成了"夜猫子"，喜欢逛夜场、酒吧，喜欢熬夜，生活极不规律，就这样被失眠找上了。

我认识一位经理，虽然刚过三十，在事业上却已经显露出了自己的成绩，职位和薪水仍呈上升趋势，但是最近这位女强人却遇到了难题。

我们见面的时候，她精神不振，一副疲惫之相，典型一个"颓废者"，完全没有了往日"叱咤风云"的风姿。仔细询问才得知，由于最近工作压力比较大，她每天晚上睡觉的时候都难以入睡，即使睡着了，也会因为多梦而觉得疲惫，第二天早上起床之后，头昏、精神不振跟着袭来，记性非常差，严重影响了她的正常工作，上级交代的事情一会儿工夫就忘干净了。

我告诉她不要着急，我会为她想一个简单有效的解决失眠症的方法。她听到这话，神情缓和多了。

具体做法为：将毛巾浸泡在温水中，稍微拧干之后沿着背部正中线擦拭，主要擦拭颈椎和胸椎，先从上到下反复揉擦 5 分钟，力度要适中，擦至背部发红即可。

这位女经理出现的失眠很可能是颈椎病、胸椎病导致的，以颈椎病居多，因此医学界有"颈椎失眠"之说，此类失眠患者颈部或胸椎会疼痛，出现紧张不适感。在这位女经理的颈椎和胸椎处都能够找到压痛点，有些患者可能会在颈椎、胸椎脊柱旁肌肉处摸到硬结。

那么为什么颈椎和胸椎处不适就会导致失眠呢？我们在睡觉的时候，需要在一个安静的环境中才能平静下来，容易睡着，如果周围环境嘈杂，耳朵听觉感受器就会不断接收声音，转化为神经信号，传入大脑中，大脑不能平静下来，也就不能入眠，即便睡着了，耳朵还是能够听到噪音，大脑仍旧被干扰，就会失眠、多梦。

在我们的肌肉组织里面，分布着大量神经感受器，颈椎和胸椎处分布着大量神经纤维。出现颈椎和胸椎病的时候，这两个地方的肌肉、软组织就会出现痉挛、紧张，进而压迫、刺激肌肉、软组织上的神经感受器。神经感受器发出过量神经传导信号，传入大脑中枢神经处，导致失眠。

用热毛巾擦拭颈部和胸椎能够缓解局部紧张、肌肉痉挛，减轻或解除对神经感受器的压迫，传导信号也会减少，失眠就能够得到改善。

这位女经理按照我告诉她的方法，回去之后每天临睡前用热毛巾擦拭脖颈、背部，坚持几天之后，颈椎痛得到了缓解，失眠症也得到了改善。又坚持了几天，睡眠也慢慢恢复到正常状态，复查时，整个人看上去精神十足。

配合按摩方法效果更佳。每天用双手的大拇指按摩双耳垂后枕骨下缘，左右上下各按摩数次，之后左移或右移一点儿，继续重复之前的按摩动作，直到整个枕骨下缘区域都被按摩完。按摩枕骨下缘、用热毛巾擦背均能够缓解神经纤维压迫、刺激，进而缓解失眠症状。

眼疲劳，小动作还你轻松

对于办公室白领来说，一天盯上七八个小时的电脑是再正常不过的事儿了，眼部疲劳也就经常发生。还有一些离不开电脑工作的办公室人员，如编辑、设计等，经常是双眼遍布血丝，睁开眼就会觉得干痛。如果时常做做眼保健操，时不时向窗外眺望一下，眼疲劳现象就能够得到改善。

长时间坐在电视机或电脑前，很容易使人眼疲劳，对视力产生负面影响。如今，由于工作压力增大、工作节奏加速，办公形式的变化，使得很多人都面临着眼疲劳问题，严重影响到了视力健康，走在大街上，我们甚至会看到三五岁的孩子戴着眼镜，这不能不说是个严重的问题，值得现代人注意。

现在的孩子，有写不完的作业，查不完的资料，玩不完的游戏；现在的上班族，有处理不完的文件，做不完的工作，就好像我们不能摆脱眼疲劳一样。很多人甚至认为，眼疲劳是现代人的特征。事实上，我们平时多动动手指，眼疲劳问题就能被解决了，视力也能够迅速恢复到正常状态。

无论是在工作还是在学习的过程中，只要我们肯抽出时间动动手指，就能够短时间内放松眼部肌肉，保护视力。

工作或学习的过程中，如果我们感觉到眼部干燥，视物模糊，可以先将手头的工作放一放，到一个舒适的环境中放松身心，慢慢地闭上眼睛，然后在胸前双手做十指对压、握拳伸掌动作，反复做即可。具体做法：慢慢地张开双手，相对而击指根、虎口，然后握拳，轮流按压手掌心，用其中一只手的大拇指和另外的四指相对，力度大些进行按压，反复数次即可。

在我们的手指和手掌上有很多和眼睛相关的反射区、经络和穴位，手指护眼操能够通过刺激和眼睛有关的反射区消除眼部疲劳。我们的手部是经络密集的部位，通过做眼保健操，对手部神经感受器进行刺激，大脑会产生一种名为内啡肽的物质，具有非常好的放松效果，可以缓解眼部疲劳，放松全身。因此，对于那些用眼、用脑过度，精神紧张的学生和上班族来说，这种按摩方法是非常可行的。

此外，也可以通过搓手法缓解眼疲劳：先闭紧双眼，然后用力搓双手至发烫，立刻用手掌心捂住双眼，每半分钟做一次，反复做四五次。用温热的双手轻缓地转动眼球，能够促进眼睛视力的恢复，之后慢慢张开双眼，向窗外眺望，此时你就能够感觉到双眼非常舒服、轻松，再次工作也就更容易进入状态了。

将搓热的双手覆在眼部，能够加速眼部血液循环，放松眼部肌肉。双手用力搓热的过程中会产生静电，因此在捂住双眼的过程中能够产生类似通电的感觉，这就是静电刺激。但是要注意，双手一定要干燥，因为双手潮湿，或者手掌非常细嫩，是很难产生静电的。

尤其是那些经常对着书本的学生，以及经常对着电脑的上班族，都可以试试这两种按摩方法，坚持每天按摩，就能够有效缓解眼疲劳，保护视力。

眼睛干涩，芝麻帮你润目

都市生活，办公室工作，经常对着电视、电脑，使得很多上班族出现眼睛干涩、视觉疲劳等不适。导致眼睛干涩的原因很多，但是用眼过度是最常见、最直接的因素，电脑会散发出射线，对眼睛产生刺激，使眼睛疲劳。此外，很多白领工作时对着电脑就是几个小时不动，眼干眼涩也就成了不可避免的事情。

眼睛干涩主要是泪液供应减少、泪液蒸发量大两种原因所致，仅仅通过滴眼药水也不是办法，可以通过吃芝麻来改善眼睛干涩症状。

眼睛干涉、疲劳除了需要适宜光线、充分休息外，还需补充营养，使眼睛得到充分的休息。我们首先要做到营养均衡，果蔬、豆类食品中富含维生素、蛋白质、膳食纤维，能够对眼睛起到滋养、保护的作用。

而芝麻自古以来就被看成强壮益寿食品，在《名医别录》中有芝麻可"坚筋骨，明耳目，耐饥渴，延年益寿"之说。《本草备药》中也提到，芝麻可"明耳目，乌须发，利大小肠……"

中医上认为，芝麻性平，味甘，具有滋补肝肾、养血明目、润肠通便、益脑生髓之功，能够用于治疗肝肾亏损、须发早白、视物模糊、眼睛干涩等症。

从中医的角度说，眼睛干涩属于"内燥"之列，也叫"津亏""血燥"，是由于视物时间过久而导致的阴亏津少所致，由于芝麻能够养血润燥，滋阴养肝，所以能够缓解眼睛干涩。

现代营养学研究证明，芝麻中富含人体所需营养素，其蛋白质、钙质含量丰富，并且富含维生素 A、D、E 以及 B 族维生素，这些维生素均能够维护眼睛正常功能。此外，芝麻中丰富的油酸、亚油酸、甘油酸都属于不饱和脂肪酸，为人体细胞重要组成成分，经常食用能够明亮双目。

每天吃上一小捏芝麻，就能够缓解眼睛干涩，但是要注意，芝麻不能过量食用，否则很可能会产生负面影响，如脱发、反胃等。

近视眼，老花镜就能治

如今，由于工作环境的电子化，工作的长时间化，绝大多数人都患上了近视眼，佩戴起近视眼镜。

上学的时候，每天看上十几个小时的书；工作的时候，每天盯七八个小时的电脑，看十几个小时的图纸都是常有的事儿，用眼过度，眼睛怎么可能好得了。

虽然眼保健操可以在一定程度上缓解眼疲劳，但是很多学习或工作者都会因为聚精会神地看书或工作而忘了做，有时候因为学习或工作疲惫而懒于动手。近视度数不断加深，眼镜一副副更换。

其实，对付近视加深还真有个行之简便而又有效的方法，那就是戴老花镜。准备一副 300 度左右的老花镜，看书或看电脑的时候都带着它。正常情况下，想看清物体，需要距离眼镜一尺左右，看清这个距离的东西，眼部睫状肌肉肯定会收缩，眼球要产生一定的调节度才可以。长时间在这个距离看东西，睫状肌就需要长期保持收缩状，久而久之，睫状肌肉就会出现紧张痉挛，形成假性近视，久而久之，睫状肌痉缩就成了真近视。睫状肌进一步紧张痉挛、痉缩，也就造成了近视度数不断加深。

如果由于工作等原因，使得眼睛不能及时、充分休息或放松，那么可以试着佩戴老花镜，因为佩戴 300 度的老花镜就意味着眼睛完成了 300 度调节，睫状肌也就不会继续收缩下去了。

使用这种方法不但可以维持视力不下降，还能够在一定程度上提升视力，但是大家不能抱有太大希望，如果佩戴眼镜的时间已经很长了，就属于真性近视了，想要矫正为正常视力几乎是不可能的，只能通过手术矫正。

这种方法主要推荐给假性近视患者，或者是度数并不太高，但是用眼过度，眼睛长期得不到休息，度数增加较快的人群。

新陈代谢不畅，足浴来帮忙

足浴保健疗法是中医足疗方法中的一种，是中医内病外治的方法之一。通过热力、水流、气流、穴位按摩的共同作用，通过水的温热物理作用以及借助药物蒸汽和药液熏洗的药理作用，达到祛风散寒、理气和血、消除疲劳、改善睡眠、增强血液循环、消除亚健康状态、增强人体抵抗力等一系列保健功效。

足浴在中国源远流长，已经有超过三千年的历史，通过从古至今人们不断地积累知识，总结经验，足浴已经成为一种很常用也很有效的治疗保健方法。"春天洗脚，升阳固脱；夏天洗脚，暑湿可祛；秋天洗脚，肺润肠濡；冬天洗脚，丹田温灼。"这是对足浴保健疗法的归纳总结。

从古至今，对于浴足，很多古今名人在诗词歌赋中都有描述，有些人更是对足浴身体力行，犹如圣药一般。

大文豪苏东坡据称每天晚上用足浴养生，他在诗句中写过："他人劝我洗足眠，倒床不复闻钟鼓"，而且他更细致地描述足浴的功效说："热浴足法，其效初不甚觉，但积累百余日，功用不可量，比之服药，其效百倍。"

陆游在诗中写过："洗脚上床真一快，稚孙渐长解浇汤。"

擅长膏药疗法"薄贴法"的清朝的吴师机，被人称作中药外治法的祖师，他在著名的《理瀹骈文》也写过"临卧濯足，三阴皆起于足，指寒又从足心入，濯之所以温阴，而却寒也"。

晚晴名臣曾国藩更是把足浴与读书、早起一起，视为他人生必做的三件重要大事。

近代京城名医施今墨习惯于每天晚上用煮开的花椒水泡脚养生。这一切都说明，足浴在中国养生保健史中有着举足轻重的地位。现在有句俗话说"富人吃药，穷人洗脚"，可见足浴疗法在现代的中国也是一种普遍适用的保健方法。

足浴保健疗法又分为普通热水足浴疗法和足药浴疗法，前者只需通过水的温热作用刺激足部穴位，促进气血运行、改善新陈代谢，防病保健；后者是指选择适当的药物，把药煎好后兑入温水，然后进行足药浴，通过水温的物理作用和皮肤吸收药物的药理作用，让药的有效成分通过皮肤渗透进入人体血液循环系统，最终进入人体各个脏腑来达到治病防病的功效。

虽然中国经过了几千年的政治文化历史变革，但足浴养生至今仍然是人们推崇备至的保健养生方法。"是药三分毒"，很多药品的毒副作用不断被人们了解，尤其当现代的人们了解到很多人的疾病是因为抗生素滥用等药源性的因素引起时，足浴这一绿色疗法就更因为操作简便、方便舒适、功效显著，没有或很少副作用而得到人们更多的喜爱。大街上林立洗脚屋就说明了足浴保健的市场需求，人们为了经济、卫生、安全、省事等因素，自行添置了足浴盆、足浴桶、足浴药材等设备，在家里进行自助式的足浴保健。

现代医学研究证明，3/4 以上的疾病，都与人体血液循环不畅有关，如血脂过高，血液黏稠度过大，就会导致细胞营养不良，人就容易罹患高血压、心脏病、糖尿病，各种硬化、溃疡等。而人的脚部，是人体经络集中的地方，是足三阴经的起始点和足三阳经的终止点交汇的地方，各个器官在足部都有特定反射区，有 60 多个穴位能够感应出身体各个器官或各个部位的健康状况。通过对足部穴位的刺激，可以对全身的各器官、各系统起到调节作用，增加新陈代谢，更充分地吸收营养，改善身体的健康状况，起到保健作用。

足部反射按摩疗法是中国医学 3000 多年历史流传下来的宝贵遗产，通过对足部各个人体器官对应的反射区或穴位的刺激，增强各器官的功能，增强血液循环系统的作用，调节内分泌，平衡血压高低，对各种心脑血管疾病、心肺功能疾病、退行性疾病如高血压、心脏病、糖尿病、脑血栓、哮喘、肾病、胃病、风湿、腰腿痛、静脉曲张等均有很好的保健作用和辅助疗效。

"百病从寒起，寒从脚下生"，足浴疗法可以刺激足部各个穴位，帮助人体排出多余的代谢废物，消除疲劳，促使足部血管扩张，血流速度加快，促进血脉运行，调理脏腑，有助于驱寒保暖、安神祛烦，催眠入睡，还能防止脚裂和冻疮。

足浴的重要作用：

1．调整血压

由于高血压患者需要长期服药，药物会对身体的其他器官产生一定的毒副作用，因此采用外治法要优于内服药物。经常用热水泡脚，通过刺激足部穴位，可以改善人体自我调节机能，平衡人体气血，衡气活血，可以有效防治高血压、高血脂、动脉痉挛等疾病。

2．改善血液循环

水的温热作用，可以使足部血管扩张，皮肤温度增高，从而促进足部和全身血液循环。经过测试表明，一个健康的人用40多度的温水浸泡双脚三四十分钟，全身血液的流量可以增加很多，女性为10～13倍，男性为13～18倍。因此，足浴可有效防治风湿关节炎、静脉曲张、下肢水肿、麻木、四肢不温及足癣等疾病。

3．促进新陈代谢

足浴通过促进足部及全身血液循环，进而调节内分泌的机能，促使体内各内分泌腺体分泌各种激素，比如甲状腺激素、肾上腺素等，这些激素均能促进新陈代谢，一通百通，就能够有效防止脑血栓和眩晕，同时也能防治夜尿频、便秘等症。

4．消除疲劳

足浴可以舒筋活血，所以最大的作用就是消除疲劳。

5．改善睡眠

足浴通过促进足部及全身血液循环，消除足部和体内存积的疲劳物质，从而让人身体舒缓，改善睡眠。

6．延缓衰老

足浴还具有养生美容、养脑护脑、疏通经络等一系列保健作用，可以令末梢神经活跃，帮助我们增强记忆，延缓人体衰老。

足浴时的注意事项：

1．足浴时温度不可过高或过低，注意温度适中（最佳水温在40～45℃），最好让脚逐步适应水温而逐渐加热，尤其是对于肢体残疾或生活不能自理者，更要避免水温过高烫伤皮肤。

2．足浴的时间不要过长或过短，以三四十分钟为宜。时间太短没有效果，太长反而会让人疲劳。应保持水温的大致不变，足够的时间和一定的水温，才能保证发挥药物的最大效力，从而起到治疗的效果。

3．足药浴的同时，进行捏、搓、按摩等适当的物理刺激，再加上使用带有加热和按摩功能的足浴盆进行足浴，会有更好的效果。

4．饭前、饭后半小时内不宜进行足浴。因为足浴会使足部血管扩张，增加足部的血流量，就会造成胃肠及内脏血液减少，抑制胃液分泌，影响胃肠的消化功能，对消化不利。

5．过敏体质的人应注意防止过敏。某些药物外用足药浴时可能导致起泡，或局部皮肤发红、瘙痒，如果出现上述症状，应停止用药。

6．有传染性皮肤疾病者应注意自身传染和交叉传染的可能，尽量在家庭中足浴，家庭成员也最好各自用自己的浴盆，以防感染或传播疾病。

7．足浴时足部及下肢血管扩张，血液下行速度加快，血容量增加，有可能引起头部急性缺血，出现眩晕。如出现上述症状，用冷水洗足，收缩足部血管，让血流充分流向头部，消除头部急性缺血而导致的头晕目眩症状。

8．有以下病症或状况者，不宜足浴或慎用足浴：严重心脏病、脑溢血未治愈、足部外伤或皮肤烫伤者、出血性疾病、严重血栓、孕妇、对温度失去感应或感应迟钝（应控制好温度，避免烫伤）、小孩（应在成人帮助下使用）等。

第十章

生活疾病小妙招，你学会了吗

四时感冒，就用清瘟汤

感冒是一切外感的总称，属于自愈性疾病，为六淫中之风寒为患，四季都有可能发生，冬季最为常见，多为内蕴微热、复感风寒导致。

四时感冒的主要症状为恶寒发热，浑身无力，头痛鼻塞、流清涕，咳嗽，打喷嚏，口苦咽干，舌红苔白，脉数。

推荐小偏方就是清温汤，方剂中的主要药材有：冬桑叶 15 克，生石膏 9 ～ 15 克，生芦根 15 克，生甘草 3 克，用水煎服即可。

如果患者并发寒热头痛，可以加入适量荆芥穗和苏叶；伴随着身体疼痛、骨节疼痛的患者，可以在方剂之中加入适量紫苏和葛根；伴随着咽干、鼻涕带血的患者，可以在方剂之中加入适量生地黄、黄芩；咳嗽并且能够咳出痰液的患者可以在方剂之中加入适量陈皮和竹茹；伴随着咽喉疼痛的患者可以在方剂之中加入桔梗、牛蒡子、板蓝根。

此方剂具有疏散风热、倾泻肺火之功。方剂之中的桑叶具有发散之功，可以退体内风热之邪，并且桑叶性甘寒，味辛苦，能够清肝明目，可以清上焦脉络之邪；石膏辛甘而寒，辛可以走外，而寒可以清热；芦根甘寒，具有倾泻肺胃之热之功，适用于热病口渴；甘草生用，具有补脾胃不足、泻心火之功，还能够调和诸药。

此方剂所添加的药味简单，而且没有禁忌，可以随症加减药材种类，是行之有效的简单方剂。

对于普通感冒、流行性感冒，使用该方剂均可见效。治疗感冒的西药服用过后通常会出现头晕、困乏等现象，从而影响正常的工作和学习。而服用此方剂却不会出现上述反应。

风寒咳嗽，试试三拗汤

三拗汤主要治疗风寒束肺之症，出自《太平惠民和剂局方》，药方由甘草（不炙）、麻黄（不去根和节）、杏仁（不去皮和尖）三味药组成。

此方剂中的麻黄味辛、温，微苦，散中有降，能够发散风寒、宣肺平喘；杏仁味苦、性温，具有泄降、发散之功，能够下气、定喘、止咳。麻黄和杏仁一同使用，一宣一降，能够畅通人体气机；甘草甘缓，能够调和诸药，并且其化痰功效较强，因此该方剂具有发散风寒、宣肺止咳的功效。

临床上通常以该方剂为主治疗感冒、慢性咽炎、支气管炎、支气管哮喘等。适用于咳嗽变异性哮喘患者，主要症状为咳吐白沫样痰，舌苔薄白，属于风寒型患者；或者是经过治疗之后，表征虽消，却咳嗽不断的患者；或者是表征未解，入里、久郁化热导致的咳嗽，但是治疗此类咳嗽的过程中要添加清肺泻热药物。

三拗汤为止咳平喘基础方剂，适用于各种咳喘，对于咳嗽、咳痰、呼吸功能衰退等均有显著疗效。

麻黄多用于外感风寒症，多数时候使用生麻黄，此方剂中所用麻黄就是生的。临床上所用的杏仁大都会炒后去皮和尖，实际上可以不去，因为杏仁皮中虽然含有有毒成分，可它同时也是有效成分。

甘草能够调和诸药，同时具有止咳化痰之功。麻黄和甘草都生用，杏仁不去皮尖，再加入适量生姜，其发散、止咳化痰之功会更加显著。

方剂中的三种中药各等分，都研磨成粉末状，每天服用15克即可，现今临床上多要求患者服用汤剂，剂量并不是等分的，通常麻黄和杏仁用量在10～15克，甘草用量在5～10克。

现代研究表明，三拗汤里面的麻黄能够松弛支气管平滑肌；苦杏仁可以镇静呼吸中枢，缓慢呼吸过程，进而达到镇咳平喘的目的；甘草具有类似肾上腺皮质激素的作用，具有抗炎、抗过敏、镇咳祛痰、解毒之功。该方剂用药简单，熬煮方便，容易取材，治疗效果明显，风寒咳嗽患者可以服用此方剂，效果显著。

盗汗，煲一锅滋阴牡蛎汤

盗汗并不是什么严重的疾病，不过很多人却将其视为难治之症，服用各类保健品，想要改善病情。其实，药补不如食补，平时可以适当吃些具有补气之功的排骨汤，或是吃些具有滋阴之功的牡蛎汤，若盗汗的时间已经很久了，出现了心悸症状，则必须及时到医院就诊。

那什么是盗汗？这个症状不会出现在白天，只会出现在夜间睡着之后，汗液从身体流出，大汗淋漓，醒来时汗液又会消失，似乎做了一场梦。

曾经有位女士来到我这里看病，30出头，却被盗汗困扰了很多年，每天晚上入睡之后都会大汗淋漓，身体如同被蒸过一般，但是醒来之后又好像什么都没有发生过。由于这并没有影响到她的正常生活，也没有什么不适，她就没放在心上。朋友都说她是体虚所致，给她推荐了各种补品、保健品。最开始服用时，她觉得疗效还不错，精神状态似乎也好了很多，但是没过多久，这些保健品就好像失去了功效，盗汗、心悸、失眠接踵而来，使得她非常痛苦。最后在别人的介绍下找到我。我告诉她，并非保健品没有疗效，而是没有根据自身情况选择保健品。

那汗流出来的原因是什么？主要为气血不协调所致，一方面由于肺气不足，另一方面由于太疲劳，阴虚火旺，精气亏虚。

《黄帝内经》中提到，肺主皮毛，司卫气。若肺气不充足，我们的皮肤就会越来越松弛。此时如果过度劳累，就会严重损耗我们的气血，容易出现虚火，火会对水液进行消耗，并且会耗干身体内的津液，而肌肤太过疏松，则无法很好地锁住水分，进而诱发盗汗。

出汗原本是正常的生理现象，如天气炎热、剧烈或大量运动、情绪波动较大、穿衣过厚、食用辛辣食物等，均会促进汗液分泌。此类型出汗并不会对身体产生什么伤害。不过，"汗为心之液"，一旦大量、经常出汗，心脏健康就会受威胁，时间久了，就会出现气虚症状。

单纯性盗汗并不是什么严重问题，因此，不需要花费大量金钱购买保健品，若盗汗现象不是很严重，只是梦中出汗、梦醒汗停，说明身体仍然处在肺气不固、阴火过盛的状态，平时为自己炖一锅排骨汤补补气也就没事了。烹调此汤羹时，可以添加少许白果、生黄芪、炒白术。此汤羹中，黄芪、白术有补肺气之功，白果有润肺化痰之功，补气排骨汤非常适合那些由于肺气不固而出现盗汗的患者食用。

还可以煲一锅滋阴牡蛎汤，原料包括：牡蛎 50 克，银柴胡、地骨皮各 5 克，生姜 3 片，红枣 3 个。烹调方法非常简单，将上述食材放到一起熬煮就可以了。此汤中，地骨皮即枸杞的根皮，与银柴胡同属寒性药物，有凉血降火、清退虚热之功；牡蛎有滋阴、清热、补血之功，补中有清；生姜、红枣均有非常不错的补血之功，此汤非常适合因阴虚而出现盗汗的人食用。

如果盗汗现象已经持续了很长时间，就像来到我诊所的那位女士一样，盗汗已经好几年了，并且伴随着心悸，很可能是心脏出了问题，导致心血不足。可以适当吃些补脾药物，连续服药一个月左右，症状就能有所减轻。

现在的年轻人对烹饪大都没有什么耐心，认为自己煲汤非常麻烦，总是希望找些便捷的方法来解决问题。

便捷的方法也有，下面就为大家介绍一个简单的方法：取适量乌梅、大枣，每天泡上一杯，代替茶来饮用，治疗盗汗的效果非常好。乌梅有生津之功，大枣可滋补气血，坚持饮用一周就能看出效果。

最后提醒大家注意，身上出汗之后，不能立即用湿毛巾擦汗或洗澡，以免着凉，引发感冒。

自汗，通过按摩四穴位可治疗

有的人可能会出现这种现象：不是夏季，所处的环境气温不是很高，身上穿的衣服不多，自己也没进行什么剧烈运动或是吃什么辛辣食物，但常常大汗淋漓。

曾经有患者打电话给我，问我上述现象属不属于盗汗的范畴。的确，这种症状确实类似盗汗，都是不知道为什么突然汗流浃背，然而这并不是盗汗，而是自汗。盗汗和自汗最大的区别就是发生时间的不同。盗汗多出现在夜间睡觉的时候；而自汗多出现在白天，出现次数相对较多。

二者的症状也是有所不同的，不过出现的迹象差不多，盗汗的主要诱因为气血两虚，自汗也为气血两虚所致。

自汗多为肺气虚弱，导致体表防御功能下降，并且固摄精血汗液、防止津液外泄功能衰弱所致，只要及时补充气血，自汗的现象就会消失。

曾经有位患者找到我，他说自己经常莫名其妙地流汗，我本来想要给他开些中药，可是那位患者却说自己一喝中药就会呕吐不止，针对他出现的这种情况，我决定通过食疗、按摩的方法为其治疗，嘱咐他每隔一天就吃一些豆制品、山药、红枣等有补气血之功的食材，同时经常按摩少海（屈肘，肘横纹尺侧纹头凹陷处）、阴郄（前臂掌侧，尺侧腕屈肌腱桡侧缘，腕横纹上 0.5 寸）、后溪（微握拳，第 5 指掌关节后尺侧的近侧掌横纹头赤白肉际）和复溜（足内踝尖和跟腱后缘间中点向上约三横指处）这四个穴位。过了半个月左右，这位患者过来复查，自汗现象就基本消失了。

实际上，还有很多食疗方法能够补气血，这些药膳均对自汗有一定的疗效。此类药膳的种类繁多，可以根据自身喜好随意搭配，食用种类、数量根据自身情况而定，不用像吃药那样规矩。

不过有一部分患者觉得食疗的方法太麻烦了，每天上班下班就已经很忙碌了，还要自己开火做饭。那么还有没有更为简单的方法能治疗自汗呢？当然有，穴位按摩法。

从中医的角度说，汗为心之液，流汗过多会导致心阴损伤，最佳的补心之法就是从心经入手，找出心经上的阴郄穴和少海穴，每次按揉不少于80次，每天按揉3遍。

同时，为了提升疗效，还应配合小肠经上的后溪穴、肾经上的复溜穴来按揉，按揉次数不能低于80次，每天按摩3遍，能够很好地治疗盗汗、自汗。

每天按摩上述四个穴位，就能很好地保留住汗液，进而锁住心血。如果自汗只是偶尔出现，则无须太过担心，因为这种现象很可能为精神紧张，或是疲劳过度所致。通常情况下，无须进行针对性治疗，只要放松情绪即可。

不过，自汗、盗汗为内科疾病中较为常见的病症，有时出汗并非偶然现象，而是某种病症的外在表现，比如说结核病、自主神经功能紊乱等疾病均会导致自汗、盗汗症状，此时，采用上述方法就不好用了，应当到医院及时诊断、治疗。

我们治疗自汗的过程中，一定要放松心情，避免过度劳累；经常参加各种锻炼，进而提升自身抵抗力；平时调节饮食，适当吃些补气血的食物，如山药、红枣、鸭肉等，尽量避免食用寒性瓜果，少吃凉拌菜，多喝水，以确保体液的充足。

最后提醒大家注意，若是由于严重疾病导致的汗液不止，并且伴随着浑身发冷、战栗、口渴等，均不属于自汗范畴，要及时到医院就诊。

打鼾，睡前喝杯花椒水

很多人睡着之后都会打鼾，这是一种普遍存在的睡眠现象，多数人认为这是一种再平常不过的事情，没什么好大惊小怪的。甚至有人认为打鼾就代表着人已经进入深度睡眠状态。实际上，打鼾不仅仅是一种习惯，还会威胁人体健康。打鼾的过程中，睡眠呼吸会反复暂停，导致大脑、血液严重缺氧，久而久之，就形成了低氧血症，容易诱发高血压、冠心病、心律失常、心肌梗死、心绞痛等症。并且，夜间呼吸暂停超过 120 秒，易在凌晨出现猝死，所以，打鼾患者必须提高警惕。

从医学的角度说，打鼾的原因主要有三个：中枢性方面疾病；阻塞性方面疾病；混合性方面疾病。

通常来说，成年人打鼾多为混合性症状引起的；未成年人打鼾多属阻塞性问题。打鼾也可能为身体上的其他疾病所致，高血压、心血管疾病患者打鼾的概率较高，体型肥胖者易打鼾。此外，糖尿病、类风湿性关节炎等疾病患者常常会打鼾。

曾经有个同小区的熟人来诊所拿药，顺便问我一句："大夫，我妻子说我最近打鼾总是吵到她，而且我自己也在睡觉的过程中被憋醒了几次，晚上我睡得正香，老婆有时候被我的鼾声吵醒了，就动手挪我的枕头，结果她是睡着了，却把我吵醒了，有没有什么方子可以治疗打鼾啊？"

我给他推荐了一个简单的小偏方——花椒水。具体做法：取花椒

5 ～ 10 粒，临睡前放到开水中泡一下，等到水凉后服下。

十几天后，我出去买菜碰到了那位患者的老婆，她说老公连续喝了五天我开的药方就不再打鼾了，现在两个人都能安安稳稳地睡觉了。

打鼾的本人可能并不知道自己有多吵人，可同处一室的人却难以在这种噪音下安眠，再加上打鼾可能为其他疾病的前兆，因此一定要谨慎对待。

那为什么花椒水能治疗打鼾呢？花椒有扩张血管、降血压之功，对于因为血压过高、心血管疾病而出现打鼾的患者来说，此方有改善之功。

不过，长期受打鼾困扰的患者还是最好到医院进行诊断，找出病因，对症治疗，从根本上治愈打鼾。

健忘，多活动手指

健忘症即大脑思考能力暂时出现障碍，所以症状会随着时间的推移自然消失。日本科学家发现，随着电子产品的频繁使用，25 ～ 35 岁的年轻人患健忘症的越来越多，主要是因为电子产品的使用频率大，导致大脑的利用率相对降低，随着人们越来越依赖电子产品，大脑活动大大降低，血液流动速度跟着下降，导致大脑机能受影响，进而诱发记忆力下降。

西方医学家指出，失眠也是导致健忘的重要因素，失眠使得大脑长期处在兴奋状态，所以非常不容易接受外界信息，不能将记忆固化，其中的一部分信息会因此丢失。

中医上认为，失眠多是由于思虑过度、脾虚生化乏源、心肾不足、脑髓失养等导致的。其实归结于一点，就是气血不足所致，既然如此，健忘症的调养就应当从补气血入手。

现实生活中，多数人并不将健忘当成病症来看，甚至认为"贵人多忘事"。从医学的领域上说，健忘很少以独立病症存在，一般和怔忡、不寐等同时出现；西医里的大脑皮质功能软化、神经衰弱、脑动脉硬化、脑萎缩等症同样会伴随着记忆力衰退、记忆中断等症。

我有个朋友，从事编辑工作，记忆力一直都非常好，可前段时间突然出现记忆中断，连回家的路都不记得了，到医院一检查，发现得了脑血栓。

如果健忘已经严重到了西医中提到的脑神经症的程度，就像我的那个朋友那样，也就不能仅仅当成健忘去治疗了。

本节中提到的健忘症指的是日常生活中记忆力差，容易遗忘事情，比如，戒指明明戴在手上，却满世界乱找；再比如，买水果的时候刚刚付完账却忘记了，又付了一次；明明想要回房间找钥匙，到了房间后，又忘了自己要找什么……

其实，健忘症的恢复也就是恢复至正常水平，并不是要恢复到多强的境地，因此不用下猛药，平时多动动手指，健忘症就会远离我们。

中国有句古话，叫"十指连心"，的确如此，双手指端为人体六条经脉的起点，心经、肺经、大肠经、小肠经、心包经、三焦经都源于此。并且，十指指尖皆为穴位，中医称其为"十宣穴"，有开窍醒神之功。动动手指，不但能够刺激手上的诸多经络穴位，还能刺激我们身体中气血的运行，把淤滞于体内的毒素带走，加速人体新陈代谢。

平时没事可以多动动手指，比如剪纸片、转核桃等，每个人都可以根据自己的喜好来做决定。

除了动手指，还可以通过食疗法进行调养，不过要根据健忘症表现出的不同症状和症型来选择不同的食疗方案。心脾两虚而出现健忘症的患者，平时应当多吃些补气血的食物，如糯米、大枣、龙眼肉等；心肾不交而导致健忘的患者，可以适当吃些滋补食物，如白木耳、蜂乳等；痰瘀闭阻而导致健忘症的患者，可以适当吃些化痰祛淤的食物，如萝卜、橘子等；因为上了年纪而健忘的人，可以吃些温补食物，如核桃仁、虾仁等。坚持按照上述食谱吃上一段时间，记忆力就能有显著的改善。

中医中有"以形补形"之说，意思就是说，吃什么就可以补什么，健忘症患者可以吃些猪脑、鱼脑、鸭脑等动物脑，进而健脑益智。核桃仁形状似人脑，是补脑的佳品。

不过提醒大家注意遗传性记忆的丧失，比如一个人突然不知道怎么走路、怎么穿衣服，甚至不知道怎么吃饭、喝水，智力回归小儿水平，则不是普通的健忘症，很可能患上了其他病症，应当及时到医院确诊。

久咳不止，三子养亲汤效果佳

前一阵子，妹妹的婆婆突然咳嗽不止，服用各种抗生素、止咳糖浆都不管用，之后带着老人家来到我这儿。我为老人家做了简单的检查，之后为她开了一个方子——三子养亲汤。

具体做法：取苏子、白芥子、莱菔子各 10 克，研成细末之后同蜂蜜一同调服，每天早上服用 1 次。也可以将上述三味药一同放入纱布或布袋之中，然后放入锅中，倒入适量清水煎服，每天服用 1 次，每 10 天为一个疗程。此方剂让老人觉得安心多了，因为在医院检查的时候，医生诊断老人所患的是支气管哮喘分型——咳嗽变异型哮喘，让老人家吸入激素治疗，这种做法无异于置身体健康于不顾，老人家当然不同意。

我让妹妹和老人家一同住在家中，细心调养，每天按照一定的剂量在特定时间服药，连续服用三四天之后，咳嗽症状果然得到了缓解，坚持服用半月之后，咳嗽病症完全消失。

此方剂名为"三子养亲"，则可说明这个方剂只适合老年人。方剂之中的白芥子具有除痰之功；紫苏具有行气之功；莱菔子具有消食之功，三者均有行气豁痰之功。气行，则火降，痰液也会跟着消失，就能够顺利达到治疗的目的。

现代研究证明，此方确有镇咳、平喘、抗炎之功，并且临床上多用此方治疗久咳不止、哮喘、慢性支气管炎等肺部疾病，疗效甚好。但是此方剂会抑制胸腺发育。胸腺为人体重要免疫器官，从一个人出生之后开始不断发育，直到青春期发育至高峰，之后慢慢退化，等到 60 岁时基本退化完全。所以，这款汤药对于老年人来说也就不存在什么副作用了。

但是对于青少年、中年人来说就要慎用此药了。必须服用时也应在三周之内停药，因为服药时间过长，副作用是比较大的。

此外，此方剂"性主疏泄，能耗气伤正"，也就是说，此方剂通常用在人体之中正气旺盛的时候，如果患者身体非常虚弱，则不宜服用此药。

祛湿消暑，六一散

谈到美食，多数人难以抗拒，尤其在自己喜欢的食物面前，但是要注意，千万不要暴饮暴食，否则会对身体产生严重的负面影响。比如我们的胃中原本只能承装 5 斤食物，但突然你看到自己喜欢的食物，非要它装下 10 斤食物，后果不想自知。

我有个朋友，人高马大，可身上脂肪太多，身高 1 米 7，体重却达到了 190 斤，胃口特别好，因此体重只升不降。

一次，我爷爷过生日，请人来家里吃饭，我的这个朋友也在被邀请的行列之中，一大桌子的菜很多都是他喜欢吃的，再加上他到我家里也比较随便，竟然将每道菜都尝了个遍，最后将一盘酱牛肉吃了个精光，酒足饭饱之后便回家了。

第二天，天还没有亮，他就有了尿意，而平时他都是早晨起床后才要上厕所。更让他没有想到的是，排尿时尿道非常疼痛，而且过不多久又想去厕所。学医的他当然知道自己是"热气"太大了，赶紧喝了一碗淡盐水，但是没有用，无奈只好去校医院看医生。

根据他的描述，医生诊断他患有泌尿系统最最常见的疾病——膀胱炎，吃点消炎药就好了，于是给他开了诺氟沙星和甲氧苄啶。朋友拿着药回去乖乖服了两天，却一点儿效果都没有，只好又到医院诊治。医生说既然服药无用，那就打针吧，给他开了两天氨苄西林。结果仍旧没有好转。

朋友非常苦恼，担心自己的病情会恶化，开始胡思乱想，万一以后不能生育怎么办，之后他打电话给我，问我中医治疗方法能不能解决他的问题，我让他来诊所一趟，听过他的讲述后，我告诉他这不是什么大不了的事儿，给他开了点药，朋友将信将疑地服了一包，一个小时后，他告诉我症状好多了，排尿时那种火辣、刺痛的感觉消除了很多，也不像之前那样频繁了。之后，我又为他开了两包这样的药粉，连续两天后症状全部消失。

我为他开的药方就是六一散。六一散出自《伤寒标本》，构成药材为：六份滑石，一份生甘草。方中的滑石味甘淡，性寒，质重而滑，具有清热祛暑，渗湿利尿，上清水源，下利膀胱，除湿热之功，为君药；甘草生用可清热和中、缓和滑石寒滑之性，防止清利太过而伤阴津，使小便利而不伤津，为佐药。两味药同用，暑湿之邪得以清利，同时阴津不伤，临床上使用的六一散治疗泌尿系统感染效果非常好，价格低廉，服用方便。

有生活常识的人都知道中暑后体温一定会升高，并且伴随着发热症状，或是出现中医所说的"上火"症状，有的人因为体内津液损失会伴有口渴、喜饮等脱水症状，以及小便量少、热痛、颜色发黄，甚至尿闭等症状，如果中暑伤到肠胃，并且伴随呕吐、腹泻等症状，均可服用六一散。如果小便清而长则不宜使用此方，通常用凉开水调服效果最佳。

此外，六一散的加减也是非常灵活的：心烦不安显著者，可调和少量朱砂，名约"益元散"；兼目赤咽痛、口舌生疮，可调和青黛少许，名约"碧玉散"；兼有轻微的外感（如发热、头痛等）症状，可调和鲜薄荷叶煎汤或捣少许汁液一同服下，名为"鸡苏散"。上述方剂皆为夏季治疗暑病之良方。民间还有用六一散为小儿浴后涂撒防痱，预防湿疹的做法。

消除"啤酒肚"，参苓白术散

我的发小从小就很瘦，村里人都叫他"火柴棍"，的确，他骨瘦如柴。虽然瘦点，可人却聪明，我长大之后当了医生，他却18岁就出国留学了。

两年前的元旦，"火柴棍"回家了，还带回了一个外国媳妇，可仍旧那么瘦，这次回国的时间并没有持续一个月，两个人就又飞回了美国。

过了将近一年，"火柴棍"又回来了，可这次回来，几乎所有人都不认识他了，膀大腰圆，五大三粗，脸上胖乎乎的，尤其是那个大肚子，一挺一挺的，估计得快有四尺的腰围了，走路也不像以前那样健步如飞了，慢悠悠的。我看到他就笑话他，问他是不是牛奶、牛肉吃多了，怎么跟美国人一样发福了啊。

他说，哪有啊，我吃的还是中国菜，老婆也跟着我吃中国菜，由于怀念家乡的菜肴才带着老婆一同回国的，但是不知道为什么，结婚一年多后，体重和腰围都暴涨。

我笑着说，一定是你结婚之后心就安定下来了，年轻气盛，性生活多些，便逐渐变胖了。他尴尬地笑了笑，你是怎么知道？

从中医的角度讲，性生活过多会导致肾虚。肾主水，脾主土，房事过多，水就会大大少了。水带动克制不了土，并且外国人都喜欢待在空调房中喝冰镇啤酒，啤酒性凉，直入脾脏，此时脾也跟着虚了。《黄帝内经》中"两性相克，乃克其型"之说，意思就是说肾和脾都虚了，才会在肚子上堆积厚厚的脂肪，我们姑且将其称作"将军肚"。肾脾一虚，肚子就大了，大腹便便就是身体虚弱的第一个硬指标。

他说，难怪自己总觉得胃非常容易气胀，一气胀就很难受，蹲下去都困难，并且伴随着大便稀的症状。

我告诉他，将军肚的后果是非常严重的，时间久了会引发更严重的病症。将军肚的直观反应为腹部肌肉松弛、腹部脂肪层过厚。腹部脂肪分子容易以游离脂肪酸形式进入血液，而且会随血液进入肝脏。肝脏中游离脂肪酸分子过多会转化为低密度脂蛋白，随着血液流入心脏、肺、动脉。其中，部分低密度脂蛋白转化成有害胆固醇，进而诱发心脑血管疾病，如冠心病、心肌梗死、脑血栓、中风、心脏病、肝肾衰竭、糖尿病等心脑血管疾病。

我为他检测了体内的胆固醇值。我用一根尺子测了他的腰围和臀围，如果腰围等于或大于臀围，那就危险了；如果它们之间的比值大于 0.9，则说明体内可能存在胆固醇过高的危险。而他现在的比值远远超出这个比值。

他非常紧张，问我该怎么办才好？我告诉他，首先要养成良好的生活习惯，少喝或尽量避免喝啤酒，尤其是冰镇啤酒，性生活应有节制，有规律，不能太过。生活上少吃荤食，多吃素菜，饭后喝些醋，以助消化。

最后我为他开了个方子——参苓白术散，此方剂由人参、茯苓、白术、桔梗、山药、甘草、白扁豆、莲子肉、砂仁、薏苡仁组成，出自《太平惠民和剂局方》，可治一切脾虚挟湿症状，久服可养生、美容、保健。

此方主要成分为人参、白术、扁豆等具有健脾益气、恢复脾胃功能的中药材；白术、茯苓等具有健脾化湿之功，可降低腹泻次数。中医上认为，脾虚则易生湿，湿重则容易泄泻，所以，健脾益气化湿为本方治疗之精髓。

除此之外，伴有脾胃虚寒的患者会表现出胃部怕冷，大便稀溏，不能进冷食等症，可加用"香砂养胃丸"。久泻伤肾，伴随着畏寒肢冷，腰膝酸软等症，有五更泻者，可与"四神丸"合用，能够温肾健脾。

"火柴棍"听完我的介绍之后，拿着药方回家连续服了一个月，腰围大大降低。后来他打电话问我还需不需要继续服药，我告诉他还要继续服用一段时间，腰部脂肪并不是那么容易消除的。

有些女性朋友可能难以忍受参苓白术汤的气味，那么如果想减掉肚子上的赘肉要怎么办才好？

其实也比较简单。可以到药店购买荷叶干品或自己采摘鲜荷叶，只要荷花能开遍池塘，就说明那里的水基本上没有被污染，可以放心使用。荷叶茶可以不煮，将干荷叶 10 克或鲜荷叶 20 克放到茶壶或大茶杯中，倒上开水焖五六分钟即可饮用。这样泡出来的荷叶茶减肥效果非常好，喝第一泡茶汤，再泡减肥的效果就比较差了。荷叶茶中可以加陈皮 3 克，具有理气化痰之功。喝茶的时候不用节食，最好饭前空腹饮用。喝一段时间之后，对食物的喜好就会发生变化，很多人饮用此茶一段时间后就不喜欢吃荤腥食物了。

一杯荷叶茶，就可以祛湿减肥、去心火，安全有效，对渴望减肥却又不想节食、不想吃减肥药的人来说是良方。但要注意，如果还伴有其他症状，如便溏、血压高、气短等，减肥应严遵医嘱。